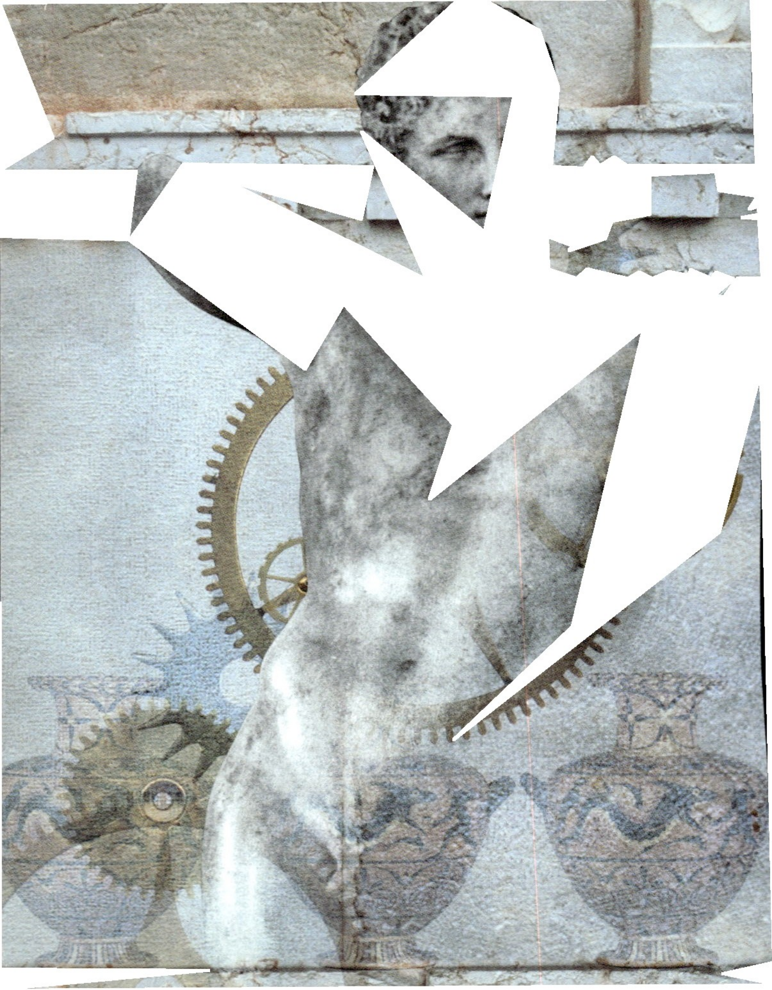

Découverte & Initiation

PILATES

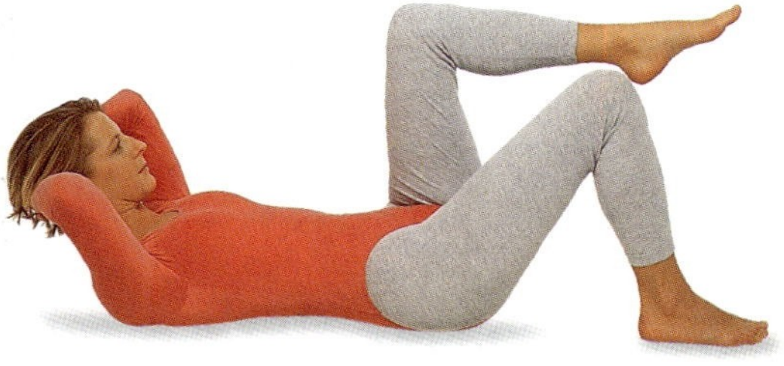

CATHY MEEUS
ET SALLY SEARLE

EVERGREEN

EVERGREEN is an imprint of TASCHEN GmbH

Hohenzollernring 53, D-50672 Köln
www.taschen.com

Ce livre a été conçu et produit par
THE IVY PRESS LIMITED,
The Old Candlemakers,
Lewes, East Sussex BN7 2NZ, Grande-Bretagne
Direction artistique *Peter Bridgewater*
Éditeur *Sophie Collins*
Direction éditoriale *Steve Luck*
Conception/Dessins *Kevin Knight, Jane Lanaway*
Édition *Rowan Davies*
Iconographie *Vanessa Fletcher*
Photographies *Calvey Taylor-Haw*
Illustrations *Sarah Young, Catherine McIntyre,*
Coral Mula, Michael Courtney
Modèles 3-D *Mark Jamieson*

Réalisation de l'édition française : *Initiales*
Traduit de l'anglais par : *Dominique Françoise*

Note de l'éditeur

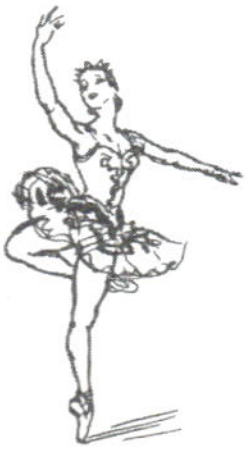

Les conseils et les méthodes présentés dans ce livre
ont fait l'objet de la plus grande attention de la part
de l'auteur et de l'éditeur. Néanmoins, ni l'auteur, ni l'éditeur,
ne peuvent être tenus responsables des conséquences
de leur mise en œuvre.

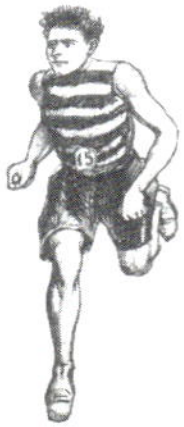

ISBN 3-8228-3329-0
Printed in China

SOMMAIRE

Comment utiliser ce livre ? **6**

Introduction 8

La méthode Pilates **10**

Se préparer à la méthode Pilates **34**

Rééduquer le corps et l'esprit **46**

Exercices de base **70**

Des exercices pour initiés **142**

Glossaire 216

Autres titres de la série 218

Index 220

Remerciements 224

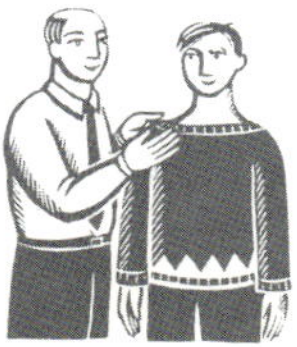

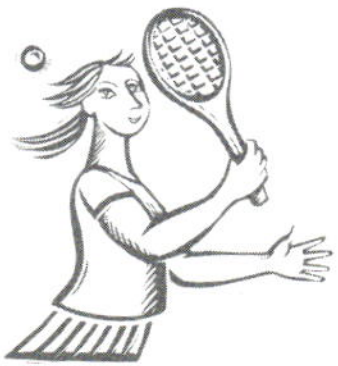

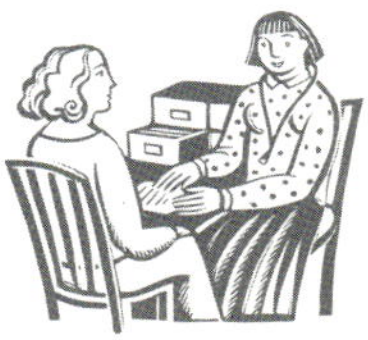

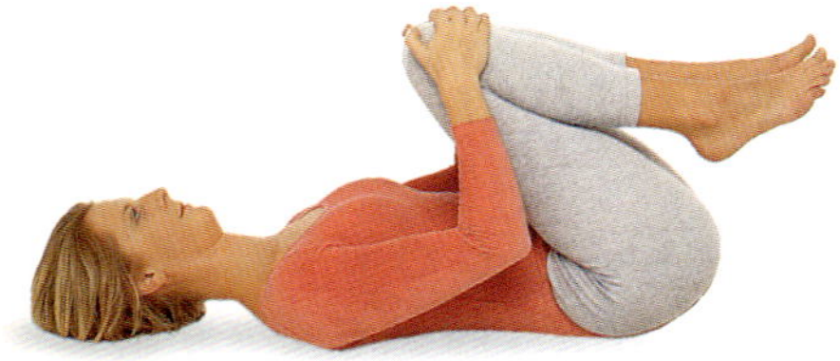

Bénéfique
Une méthode pour tous : quel que soit votre âge, la méthode Pilates vous sera bénéfique.

COMMENT UTILISER CE LIVRE ?

Cet ouvrage est divisé en cinq parties. La première est consacrée à Joseph Pilates. Vous y découvrirez comment sa méthode a vu le jour et pourquoi les exercices sont bénéfiques à tout un chacun, quel que soit son âge. La deuxième partie vous révèle tout ce que vous devez savoir avant de pratiquer un exercice. La troisième vous explique les techniques à connaître et vous aide à trouver le programme qui répond le mieux à vos besoins. La quatrième vous présente, étape par étape, les exercices de base afin que vous puissiez les réaliser comme il se doit. Lorsque vous maîtriserez chacun d'eux, vous pourrez pratiquer les exercices regroupés dans la cinquième et dernière partie.

Pour plus d'informations

Les informations présentées dans ce livre sont nécessaires à quiconque envisage de s'initier à la méthode Pilates. Cependant, celles-ci ne sauraient remplacer l'enseignement d'un professeur qualifié. Ce livre donne des exemples d'exercices qui pourront être réalisés dans le meilleur des cas, sous la surveillance d'un entraîneur.

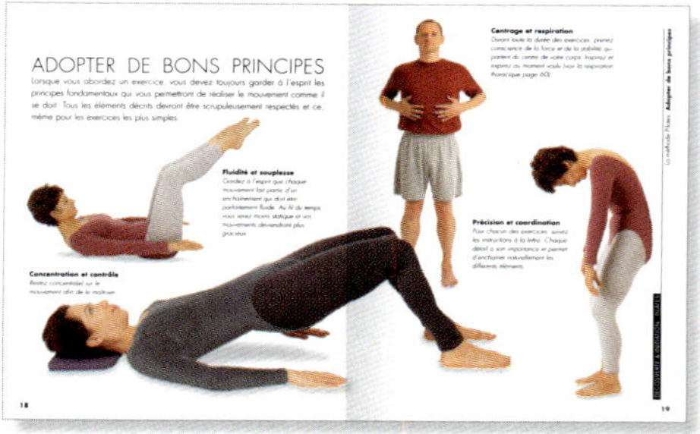

Principes
La première partie de cet ouvrage est consacrée aux principes fondamentaux de la méthode Pilates.

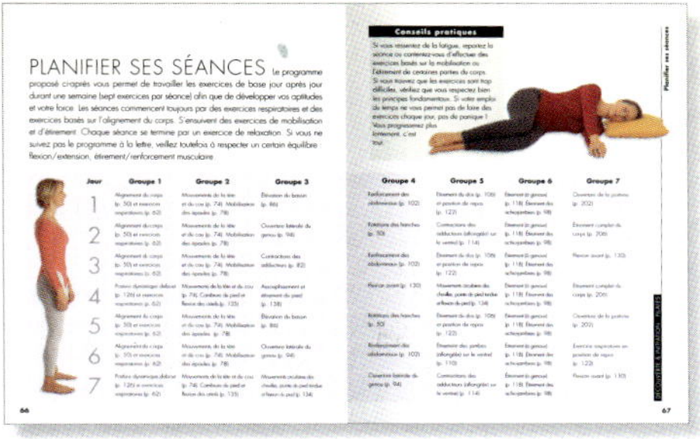

Planning

Des tableaux regroupant différents types d'exercices vous permettent de planifier vos séances jour après jour.

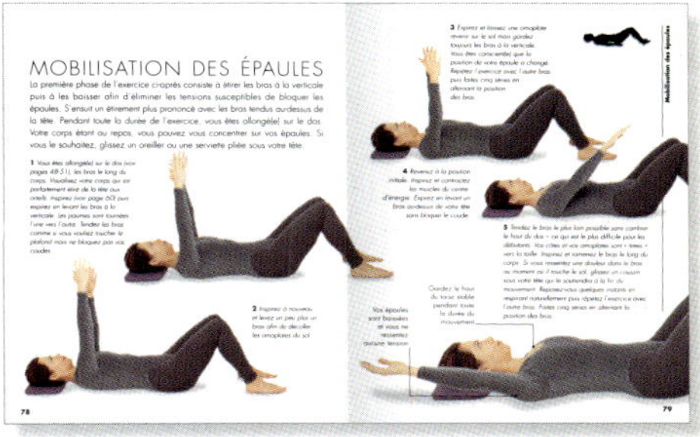

Exercices

Chacun des exercices vous est présenté en détail, étape par étape, afin que vous le réalisiez comme il se doit.

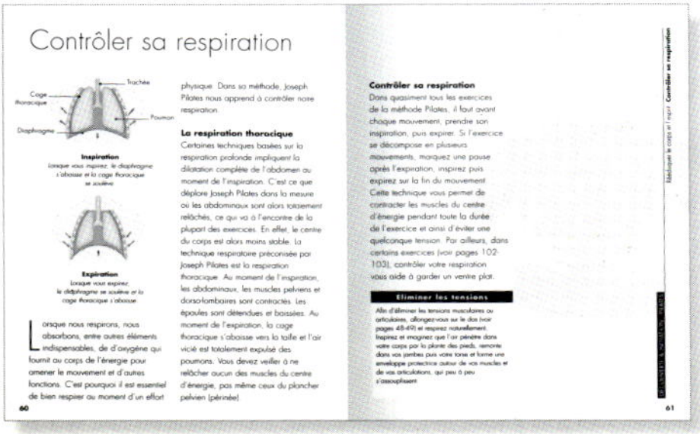

Conseils

Les pages en noir et blanc vous donnent des informations sur chacun des exercices ainsi que de précieux conseils afin que la méthode Pilates vous soit la plus bénéfique possible.

Introduction

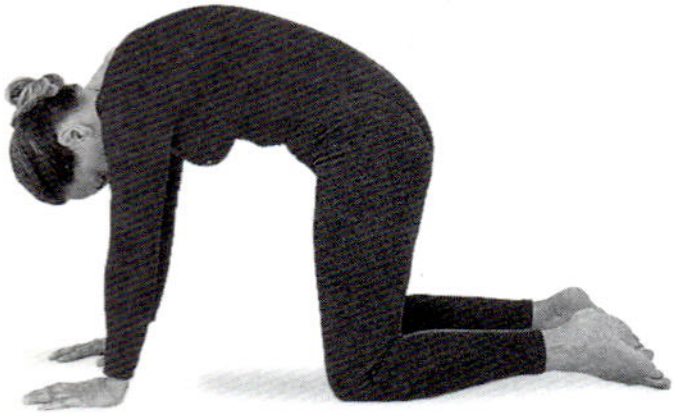

L'union du corps et de l'esprit
Les exercices proposés par la méthode Pilates sollicitent à la fois le corps et l'esprit.

Si vous souhaitez tonifier vos muscles, corriger l'alignement de votre corps, améliorer votre posture, contrôler et coordonner vos mouvements, la méthode Pilates est sans aucun doute faite pour vous.

Le corps et l'esprit

Les programmes fitness proposés aujourd'hui mettent de plus en plus souvent l'accent sur le lien qui existe entre le corps et l'esprit. En effet, si les exercices physiques sont indispensables à un corps sain, ils contribuent aussi au bien-être psychique et émotionnel.

Par ailleurs, les différentes techniques de relaxation et de méditation vous aident à dissiper les séquelles physiques laissées par le stress et la dépression. Les exercices mis au point par Joseph Pilates furent les premiers à reconnaître et mettre en exergue ce lien qui unit le corps et l'esprit et à utiliser la concentration pour mieux connaître son corps et développer ses aptitudes afin d'accéder à un bien-être physique et mental. Le but de la méthode Pilates est de vous faire prendre conscience de la manière dont fonctionne votre corps – ce que beaucoup d'entre nous ignorent. En d'autres termes, vous devez utiliser votre force intérieure pour accéder à un bien-être physique et psychique alors que jusque-là votre esprit se contentait de contrôler votre corps.

À la différence des autres programmes de remise en forme, la méthode Pilates exige que chaque mouvement soit exécuté avec la plus grande précision. Si les débutants s'étonnent souvent que les mouvements les plus insignifiants puissent être aussi bénéfiques, les initiés savent par expérience que si la méthode donne d'aussi bons résultats, c'est précisément parce que les mouvements sont parfaitement contrôlés et coordonnés.

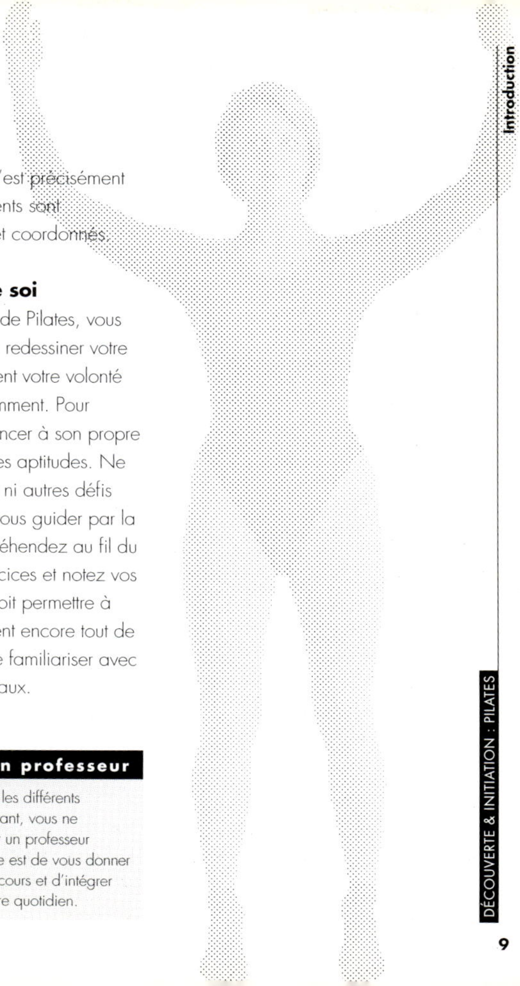

À la découverte de soi

En optant pour la méthode Pilates, vous exprimez votre envie de redessiner votre silhouette et probablement votre volonté d'aborder la vie différemment. Pour Pilates, chacun doit avancer à son propre rythme en fonction de ses aptitudes. Ne vous fixez ni échéances ni autres défis arbitraires mais laissez-vous guider par la manière dont vous appréhendez au fil du temps les différents exercices et notez vos progrès. Cet ouvrage doit permettre à celles et ceux qui ignorent encore tout de la méthode Pilates de se familiariser avec les principes fondamentaux.

Travailler avec un professeur

Si pratiquer par vous-même les différents exercices peut être enrichissant, vous ne progresserez que guidé par un professeur qualifié. L'objectif de ce livre est de vous donner envie de vous inscrire à un cours et d'intégrer la méthode Pilates dans votre quotidien.

LA MÉTHODE PILATES

Le but de la méthode Pilates est de corriger l'alignement de votre corps et de vous enseigner de nouvelles postures. Bien maîtrisées, celles-ci vous permettront de « réapprendre » à bouger librement, sans ressentir aucune gêne ni douleur. Les exercices tonifient le corps à partir de son « centre d'énergie » afin qu'il gagne en stabilité ; de la sorte, les mouvements deviennent plus harmonieux et les tensions sont éliminées. Pour pratiquer ces exercices, il est primordial de suivre scrupuleusement les instructions, ce qui demande de la concentration. Dans ce chapitre, vous découvrirez les principes fondamentaux de la méthode Pilates et nombre d'informations qui vous aideront à mieux comprendre le fonctionnement de votre corps et les bienfaits d'un exercice.

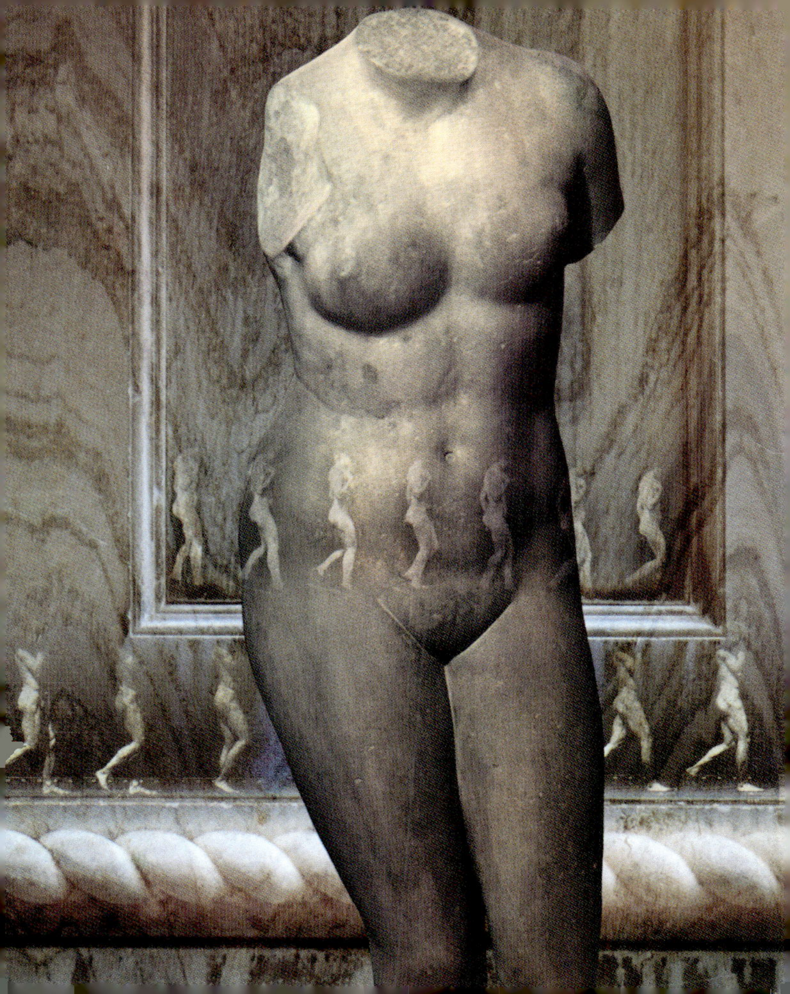

Joseph Pilates : l'homme et son œuvre

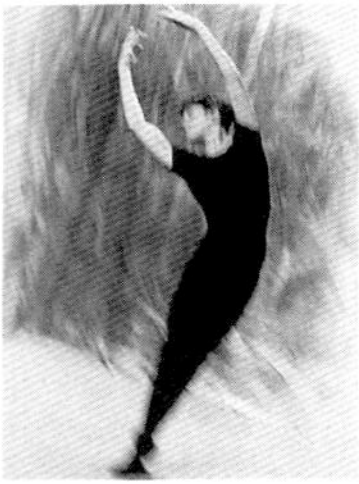

Force et souplesse
Grâce aux exercices mis au point par Joseph Pilates, votre corps retrouve sa force et sa souplesse.

Joseph Hubertus Pilates est né à Düsseldorf (Allemagne) en 1880. Enfant, il souffre d'asthme et de rachitisme et prend rapidement conscience des difficultés qu'il rencontre au quotidien du fait de ses problèmes de santé. Adolescent, il fait tout pour améliorer son image. Il pratique tous les sports et devient un athlète accompli. Peu à peu, il met au point une méthode qu'il baptisera plus tard « contrôlogie ».

En 1914, alors que la Première Guerre mondiale éclate, il vit en Angleterre où il enseigne les techniques du self-défense à des agents de la sûreté britanniques. Pour des raisons de sécurité, il sera interné avec des compatriotes jusqu'à la fin de la guerre. Durant toute cette période, il pratique et enseigne les exercices qu'il a mis au point afin de rester en bonne condition physique.

Après la guerre, Pilates retourne en Allemagne. Au début des années 1920, il travaille avec quelques-uns des danseurs les plus célèbres de l'époque. En 1926, il s'installe aux États-Unis et ouvre son premier studio. Dans les années 1940, sa méthode atypique est reconnue et ne cesse de faire de nouveaux adeptes parmi les danseurs – qui apprécient ces exercices doux destinés à rééquilibrer certaines parties de leur corps soumises aux fortes exigences de la discipline – et les comédiens new-yorkais. Ce livre ne suffirait pas si nous voulions citer toutes les personnalités du monde du spectacle qui ne cessent de vanter les bienfaits de la méthode Pilates. Depuis quelques années, des sportifs de haut niveau y ont trouvé une solution leur permettant de rééquilibrer, tonifier ou assouplir les parties de leur corps les moins sollicitées durant les entraînements.

Les écoles Pilates

Entre la création de sa première école et sa mort en 1967, Joseph Pilates a formé de nombreux élèves qui, à force de travail et de persévérance, sont parvenus à maîtriser les différents exercices. Certains ont ouvert leur propre école où ils enseignent la méthode Pilates même si, inévitablement, chacun d'eux insiste plus ou moins et sur l'un ou l'autre des principes de base auquel il donne une interprétation personnelle. Si vous êtes en quête d'authenticité, référez-vous aux ouvrages écrits par le maître, à savoir *Your Health* (1934) et *Return to Life Through Contrology* (1945).

UN PHYSIQUE RECONNAISSABLE

Les adeptes de la méthode Pilates ont une silhouette caractéristique. Le corps est tonique et parfaitement symétrique. La colonne vertébrale est étirée et les courbures naturelles ne sont ni atténuées ni accentuées. Les épaules sont à la même hauteur et dégagées. La nuque est allongée. L'abdomen est ferme sans renflement apparent au niveau du diaphragme. Les membres bougent librement et harmonieusement. Le bassin est stable. Les jambes sont robustes, fines et musclées. Les mouvements du corps sont coordonnés et fluides.

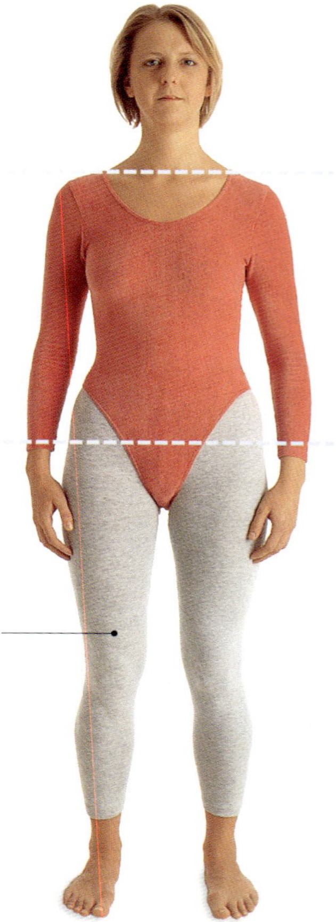

Des membres fins et gracieux

Redessinez votre silhouette

Si vous pratiquez régulièrement la méthode Pilates, vous verrez votre silhouette changer en l'espace de quelques mois. Les progrès réalisés dépendent, d'une part, de vos aptitudes physiques et, d'autre part, du temps consacré aux différents exercices.

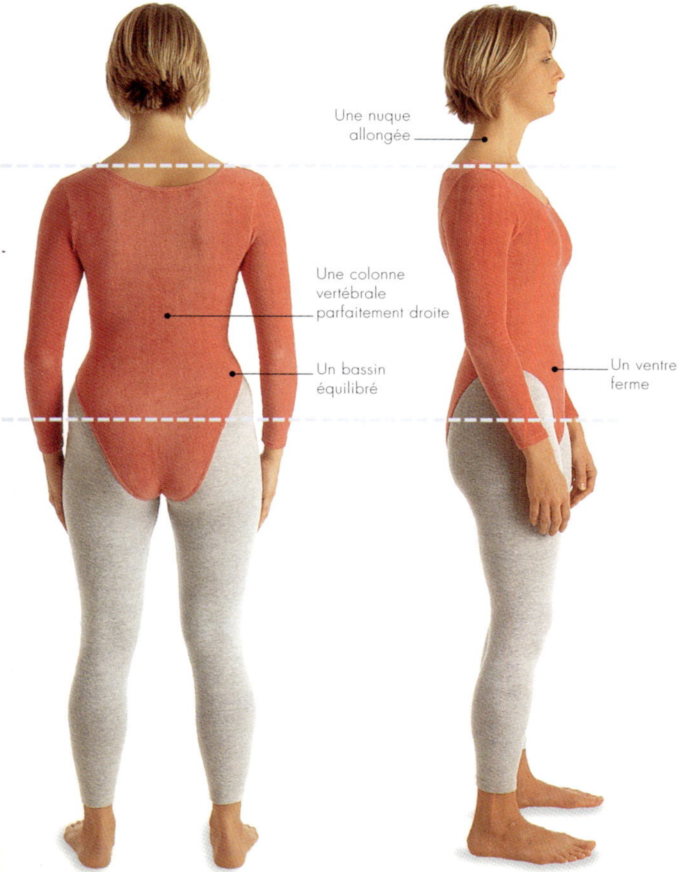
Une nuque
allongée
Une colonne
vertébrale
parfaitement droite
Un bassin
équilibré
Un ventre
ferme

Les principes fondamentaux

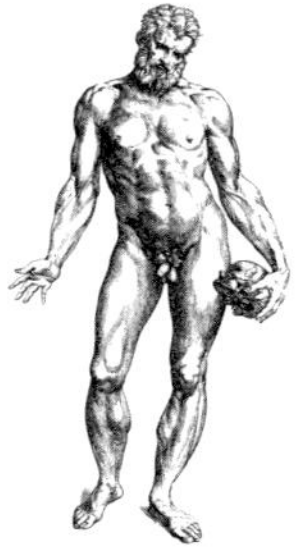

Un héritage des Anciens
Pilates s'est inspiré de l'image qu'avaient les Anciens de la perfection physique.

Pour mettre au point sa méthode, Pilates a puisé dans différentes cultures et croyances philosophiques. Très empreint des écrits des philosophes grecs, il étudiait également la pensée orientale et le règne animal, notamment pour définir des mouvements. Les principes sur lesquels est basé chaque exercice, montrent que la préoccupation première de Pilates était d'agir sur le corps et sur l'esprit qui, selon lui, étaient indissociables.

Concentration et contrôle

Selon Joseph Pilates, l'esprit doit impérativement jouer un rôle dans toute activité musculaire. La concentration mentale favorise la prise de conscience du corps – ce que ressent votre corps chaque fois que vous faites un mouvement ou que vous sollicitez un muscle. Pour parvenir à cette perception, vous devez vous concentrer, sans vous laisser distraire par des éléments extérieurs, sur les mouvements que vous essayez de faire afin de redécouvrir des muscles « oubliés » et différentes manières de bouger. Cette concentration est la condition *sine qua non* pour contrôler vos muscles et réaliser le mouvement tel que vous le souhaitez.

Précision et coordination

Dans un premier temps, vous devez réaliser les exercices en suivant scrupuleusement les instructions données. Or, il est parfois difficile pour un débutant de dire si un mouvement est bien ou mal exécuté tant la différence est infime. Seule la prise de conscience de son corps permet de percevoir ces subtilités. Au fil du temps, vous apprendrez à enchaîner avec aisance différents mouvements.

Fluidité et souplesse

Les exercices de la méthode Pilates doivent être exécutés doucement et sans à-coups. En effet, un changement de position brutal risque de froisser ou fragiliser un muscle. Une pratique régulière assouplira votre corps et vous permettra de réaliser des mouvements complexes avec de plus en plus d'aisance et d'élégance.

Centrage et respiration

La méthode Pilates développe la force à partir du point central du corps, à savoir les muscles du torse afin que les membres puissent bouger en toute liberté. Pour ce faire, vous devez apprendre à respirer afin que l'apport en oxygène soit suffisant pour votre corps sans qu'il y ait un relâchement excessif des muscles du torse durant l'exercice.

ADOPTER DE BONS PRINCIPES

Lorsque vous abordez un exercice, vous devez toujours garder à l'esprit les principes fondamentaux qui vous permettront de réaliser le mouvement comme il se doit. Tous les éléments décrits devront être scrupuleusement respectés et ce, même pour les exercices les plus simples.

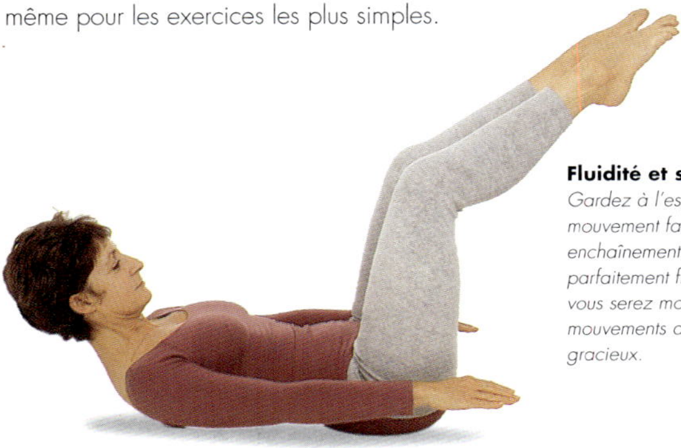

Fluidité et souplesse

Gardez à l'esprit que chaque mouvement fait partie d'un enchaînement qui doit être parfaitement fluide. Au fil du temps, vous serez moins statique et vos mouvements deviendront plus gracieux.

Concentration et contrôle

Restez concentré(e) sur le mouvement afin de le maîtriser.

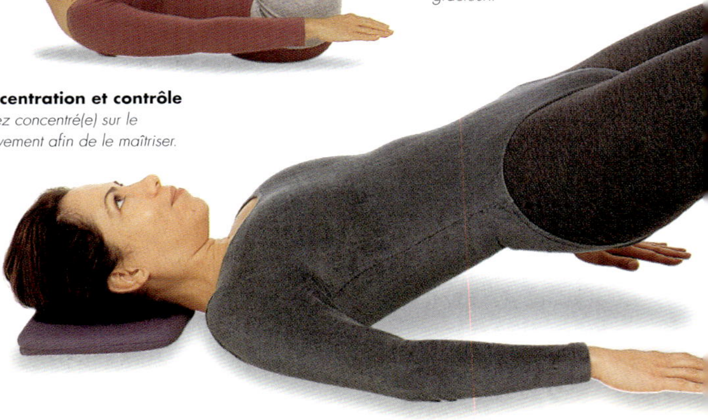

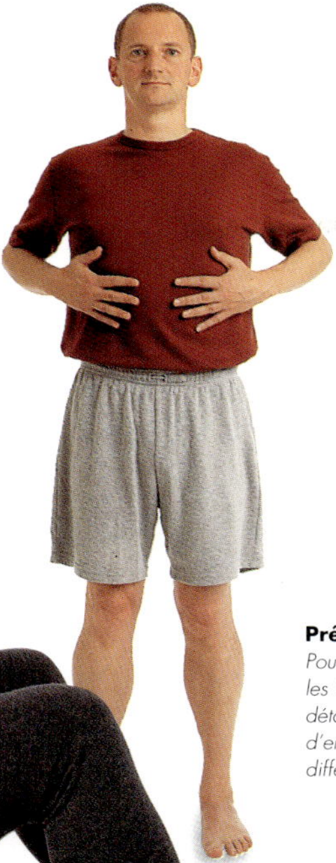

Centrage et respiration

Durant toute la durée des exercices, prenez conscience de la force et de la stabilité qui partent du centre de votre corps. Inspirez et expirez au moment voulu (voir la respiration thoracique page 60).

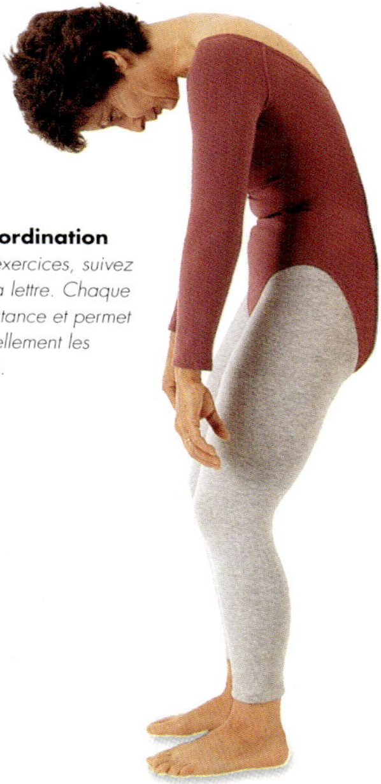

Précision et coordination

Pour chacun des exercices, suivez les instructions à la lettre. Chaque détail a son importance et permet d'enchaîner naturellement les différents éléments.

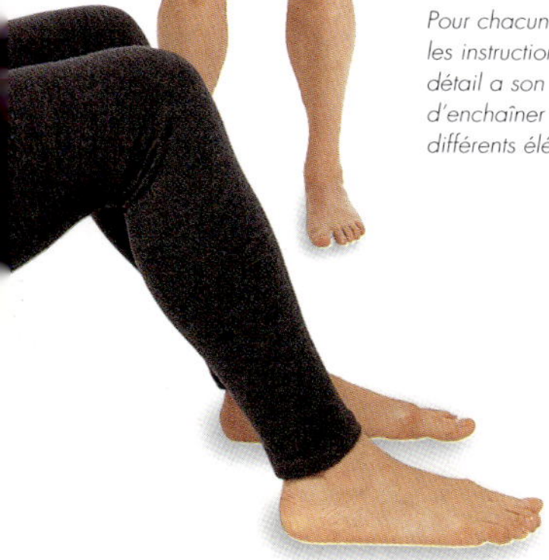

Les principales structures du corps humain

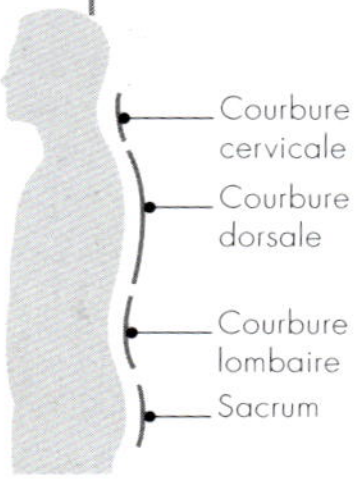

Les courbures naturelles
du rachis atténuent les chocs dus aux mouvements.

Avant d'opter pour l'un des exercices préconisés par la méthode Pilates, il est primordial que vous vous familiarisiez avec les rudiments de l'anatomie. Au fil des pages, nous mettrons l'accent sur une partie bien définie du corps en fonction des exercices à réaliser.

La colonne vertébrale

La colonne vertébrale ou rachis protège la moelle épinière et supporte l'ensemble du squelette humain. Elle se compose de 33 vertèbres séparées, semi-séparées ou soudées. Les nombreuses articulations permettent la flexion et la rotation de la colonne vertébrale. Les vertèbres sont reliées les unes aux autres par des ligaments qui permettent un grand nombre de mouvements. Les disques intervertébraux faits de cartilages fibreux atténuent les chocs entre les vertèbres.

Vue de derrière, la colonne vertébrale semble rectiligne. Vue de profil, elle présente trois courbures à partir du sacrum qui assurent sa flexibilité et amortissent les chocs dus à un mouvement naturel. La méthode Pilates a entre autres objectifs, le maintien ou la correction des courbures naturelles de la colonne vertébrale, souvent déformées par de mauvaises postures.

Les épaules

Les épaules marquent la jonction entre les bras et le thorax. Elles sont composées de trois os : la clavicule, l'omoplate et l'humérus. La clavicule est reliée au sternum. De la position des épaules dépend la posture générale du corps.

Le bassin

Le bassin protège les différents organes de l'abdomen. Il est relié à la partie inférieure de la colonne vertébrale. Les articulations de la hanche unissent l'os du bassin et le fémur. Les muscles verticaux de l'abdomen ou grands droits (voir page 22) s'insèrent dans la partie inférieure du bassin, le pubis. De l'alignement du bassin dépend la stabilité du torse. Nombre d'exercices de la méthode Pilates visent à rétablir cet alignement.

Des os plus résistants

Selon nombre d'experts, la méthode Pilates augmente la masse osseuse, diminue les risques de fracture et permet de lutter contre certaines maladies, notamment l'ostéoporose.

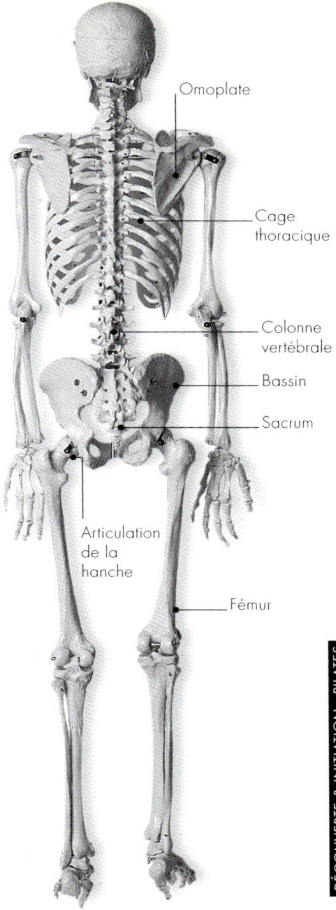

LES PRINCIPAUX MUSCLES

Les muscles sont des tissus contractiles qui permettent au corps de se mouvoir. Ils travaillent par paire opposée : lorsqu'un muscle se contracte, un autre se relâche, ce qui crée un mouvement. Plus un muscle est sollicité, plus il devient robuste et résistant. Un muscle doit être étiré afin de rester souple lorsqu'il est relâché. Des muscles qui ne travaillent pas ou peu, s'affaiblissent, perdent de leur tonicité et de leur souplesse.

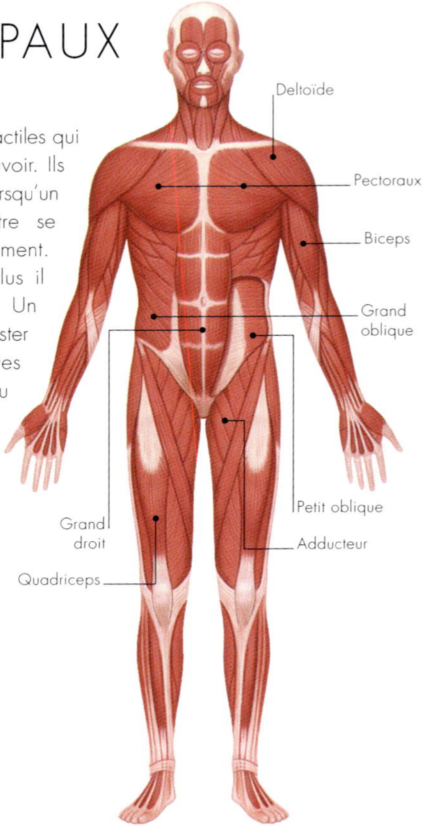

Les muscles

Les principaux muscles et groupes de muscles mentionnés dans cet ouvrage sont illustrés ci-contre.

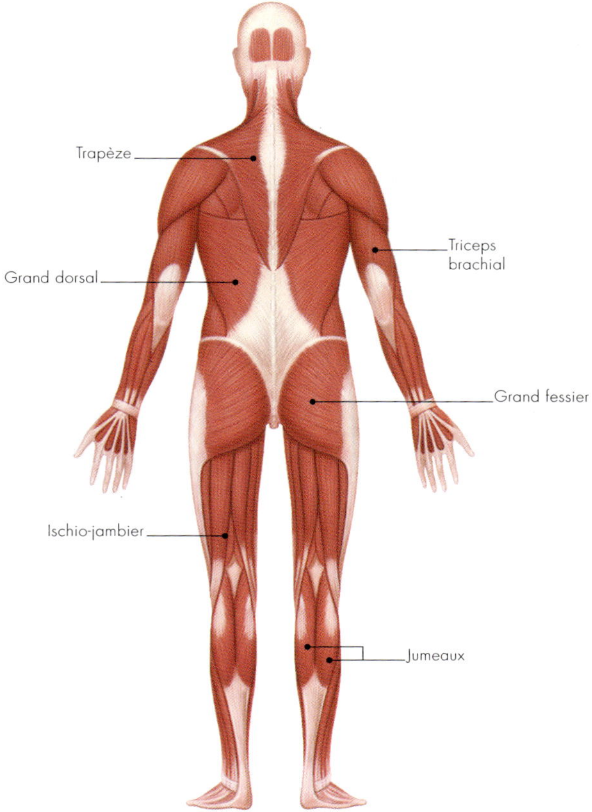
Trapèze
Triceps brachial
Grand dorsal
Grand fessier
Ischio-jambier
Jumeaux

Le centre d'énergie

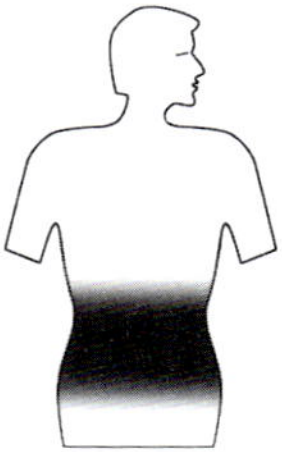

Le centre d'énergie
Tous les exercices de la méthode Pilates sont basés sur la stabilité générée par le « centre d'énergie ».

Selon la théorie de Pilates, tous les mouvements du corps doivent provenir du centre du corps (zone entre la ceinture abdominale et le bas du dos) que Joseph Pilates appelait le « centre d'énergie ». Lorsque le buste est droit, que la nuque et la base de la colonne vertébrale sont parfaitement alignées, les membres peuvent bouger sans la moindre tension. Si votre centre d'énergie est suffisamment tonique pour supporter votre colonne vertébrale et vos organes internes, vous aurez une bonne posture et, par conséquent, moins de risques de vous blesser ou de ressentir des douleurs. S'il est, au contraire, peu tonique, ce sont les muscles des jambes, des épaules et du milieu du dos qui devront assurer les mouvements et le maintien, ce qui ne fait pas partie de leur fonction première.

Le centre d'énergie

Avant toute chose, vous devez apprendre à identifier vos muscles abdominaux-pelviens et dorso-lombaires. Le centre de gravité du corps se situe à l'intérieur de la cavité abdominale, juste sous le nombril. C'est de cette zone dont dépend la stabilité du corps.

À moins d'exécuter un exercice de relaxation profonde, vous devez sans cesse solliciter les muscles de votre centre d'énergie. Vous devez, par exemple, contracter les abdominaux – sans toutefois ressentir une gêne ni une douleur – lorsque vous expirez. Pour plus de facilité, essayez de visualiser votre nombril au moment où il se rapproche de la colonne vertébrale (voir page 59). Vous devez également contracter le périnée (voir pages 54-55), les muscles fessiers et les grands dorsaux.

Des muscles toniques

À la différence de certains exercices qui augmentent le volume musculaire et la force physique, la méthode Pilates tonifie et allonge les muscles afin que le corps parfaitement équilibré puisse effectuer une multitude de mouvements.

Prendre de bonnes habitudes

Pensez toujours à solliciter les muscles de votre centre d'énergie avant d'effectuer un mouvement, notamment lorsque vous voulez porter quelque chose de lourd, afin que cela devienne un réflexe. Même si vous n'appliquez que ce seul principe de la méthode Pilates, cela vous sera bénéfique car vous éviterez ainsi nombre de blessures. Prendre de bonnes habitudes n'est pas plus difficile que d'en prendre de mauvaises ! Si, dans un premier temps, vous devrez rester vigilant(e), vous vous apercevrez bientôt que solliciter votre centre d'énergie ne vous demande plus aucun effort et que, par ailleurs, votre corps est beaucoup plus stable, ce qui est fort appréciable dans certaines situations.

UN CENTRE D'ÉNERGIE TONIQUE

Lorsque vous contractez les muscles du centre d'énergie, votre corps bouge librement et les risques de blessure sont moins importants. Si vous pratiquez régulièrement la méthode Pilates, vos mouvements s'enchaîneront avec aisance et fluidité. Les illustrations ci-après vous montrent combien il est important de solliciter les muscles du centre d'énergie pour garder une bonne posture.

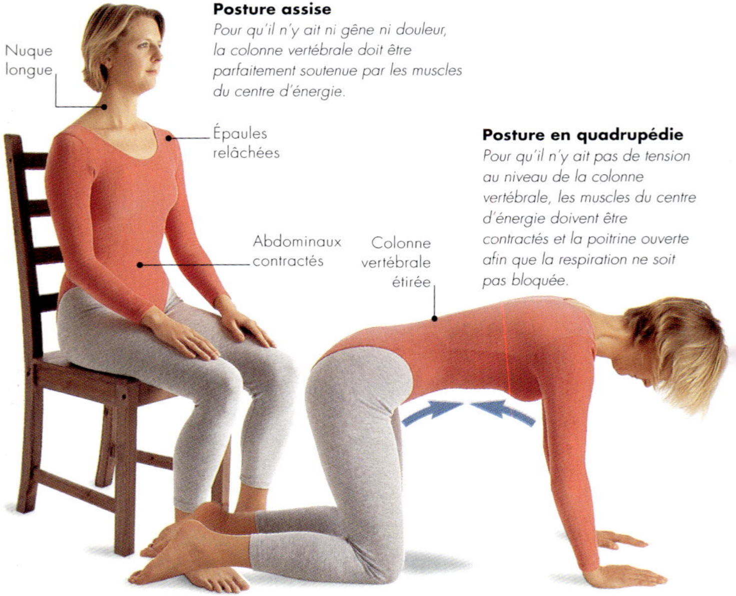

Posture assise
Pour qu'il n'y ait ni gêne ni douleur, la colonne vertébrale doit être parfaitement soutenue par les muscles du centre d'énergie.

Posture en quadrupédie
Pour qu'il n'y ait pas de tension au niveau de la colonne vertébrale, les muscles du centre d'énergie doivent être contractés et la poitrine ouverte afin que la respiration ne soit pas bloquée.

Posture debout

Pour que cette posture, qui ne présente apparemment aucune difficulté, soit correcte, les abdominaux doivent être contractés et la nuque alignée avec la base de la colonne vertébrale.

Flexion avant

Dans cette posture, la colonne vertébrale est vulnérable et doit être parfaitement soutenue par les muscles du centre d'énergie, notamment si vous ramassez un objet sur le sol ou levez une charge.

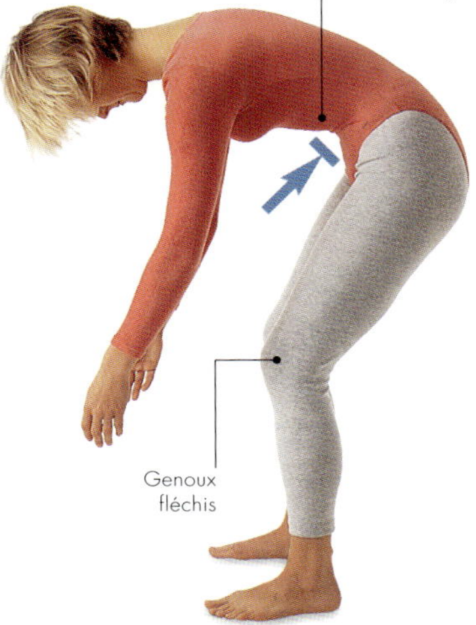

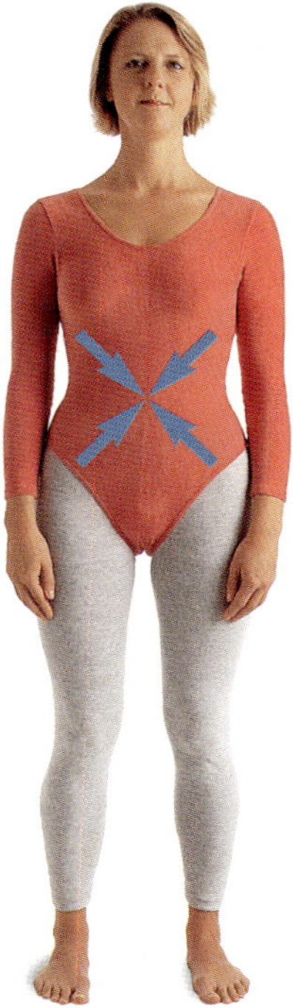

À qui la méthode Pilates s'adresse-t-elle?

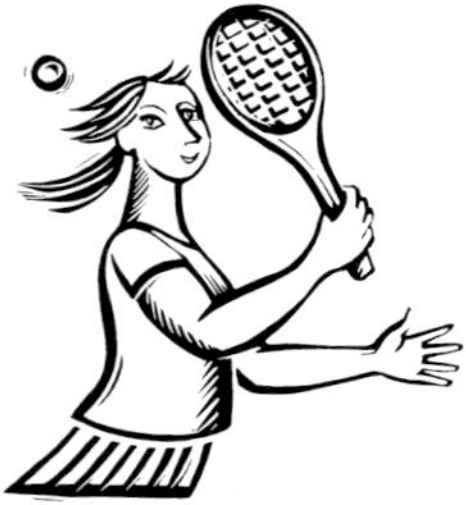

Le sport et la méthode Pilates
Les exercices de la méthode Pilates sont un complément bénéfique à nombre de pratiques sportives.

Cette démarche compte aujourd'hui parmi les méthodes les plus appréciées et les plus efficaces du *body conditioning*. Accessible à tous, elle restaure l'équilibre et l'alignement du corps qui sont souvent altérés par de mauvaises postures.

Les douleurs dorsales

Nombre de personnes adoptent la méthode Pilates pour soulager des douleurs lombaires, souvent dues à de mauvaises postures. Grâce à des exercices spécifiques, les abdominaux sont tonifiés et apportent un meilleur soutien à la colonne vertébrale.

Gestes répétitifs

Nombreuses sont les activités sportives qui sollicitent toujours les mêmes parties du corps. Par exemple, un joueur de tennis développe les muscles du côté droit s'il est droitier et du côté gauche s'il est gaucher. Le corps n'est plus aligné et des gênes puis des douleurs apparaissent. Les personnes qui répètent toujours les mêmes gestes (travail sur un ordinateur ou sur une chaîne d'assemblage) courent les mêmes risques. Les exercices de la méthode Pilates permettent non seulement de corriger ce déséquilibre, de réaligner le corps mais aussi de guérir certaines blessures.

Problèmes articulaires

Ne pas solliciter les bons muscles lors d'un mouvement se traduit souvent par des douleurs articulaires, notamment de l'arthrite (maladie inflammatoire d'une ou de plusieurs articulations). La méthode Pilates vous apprend à libérer votre corps de ses tensions et à tonifier les muscles qui protègent les articulations supportant le poids de votre corps (hanches et genoux).

La beauté du corps

La plupart des adeptes de la méthode Pilates cherchent à remodeler leur corps pour avoir une silhouette fine et élancée. Sachez cependant que même si ces exercices tonifient les muscles, raffermissent le ventre, les fesses et les cuisses, ce ne sont pas eux qui donnent les meilleurs résultats lorsqu'il s'agit de brûler les graisses. Si vous voulez perdre du poids, vous associerez à la méthode Pilates un régime alimentaire et la pratique d'une activité plus dynamique comme l'aérobic ou la marche.

Attention

Avant de pratiquer un exercice et ce quel qu'il soit, lisez attentivement les recommandations page 36.

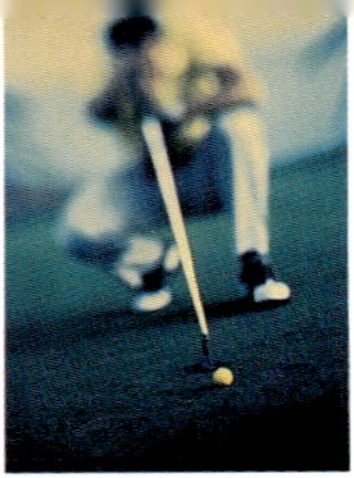

Aux sportifs
La méthode Pilates diminue les risques de blessures pouvant survenir lors des entraînements.

UNE MÉTHODE POUR TOUS

La méthode Pilates s'adresse à tous, jeunes et moins jeunes, personnes actives ou retraitées, à condition que chacun reste à l'écoute de son corps et demande conseil à un médecin en cas de doute (voir page 36). Que vous soyez un homme ou une femme, adolescent ou quinquagénaire, que vous pratiquiez régulièrement une activité sportive ou que vous n'ayez pas fait de sport depuis des années, sachez qu'il n'est jamais trop tard pour vous initier à la méthode Pilates.

Aux personnes âgées
La méthode Pilates est douce et convient aux personnes peu sportives.

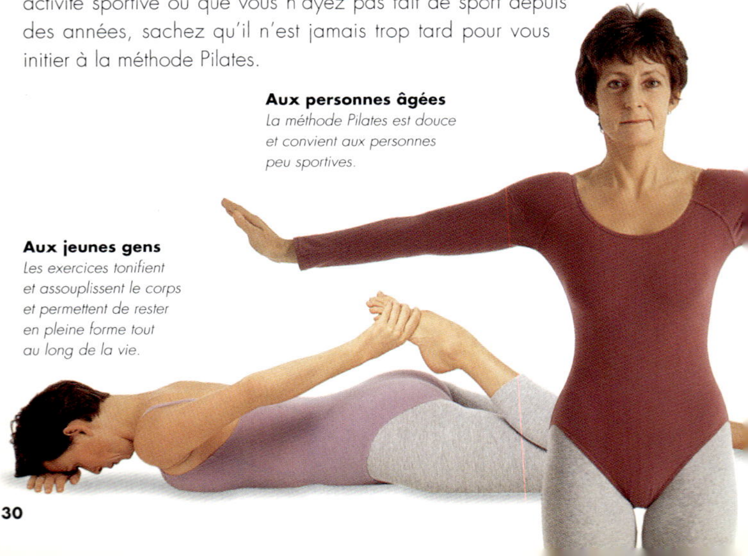

Aux jeunes gens
Les exercices tonifient et assouplissent le corps et permettent de rester en pleine forme tout au long de la vie.

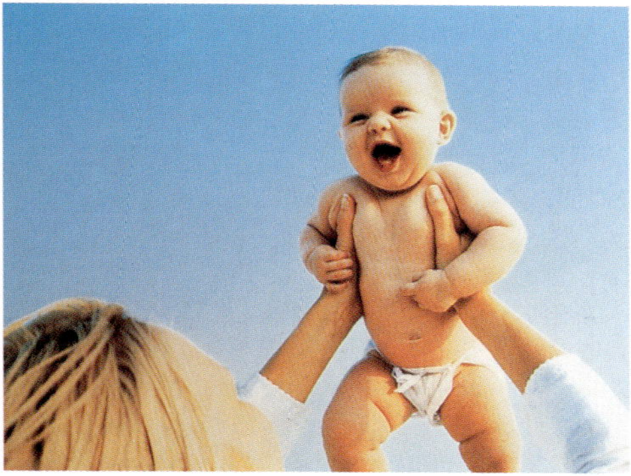

Aux jeunes mères
La méthode Pilates vous aidera à tonifier vos abdominaux et votre périnée. Demandez conseil à votre gynécologue.

Aux personnes en convalescence
Si vous avez subi un traumatisme, si vous vous êtes cassé un os ou fait une entorse, la méthode Pilates vous aidera à retrouver force et mobilité.

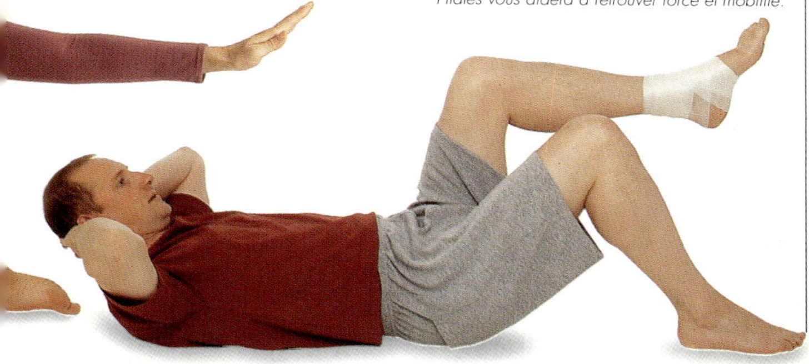

La méthode Pilates et autres thérapies

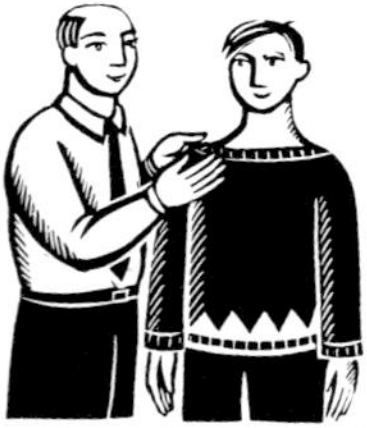

Manipulations thérapeutiques
De nombreux ostéopathes et chiropraticiens conseillent à leurs patients de pratiquer la méthode Pilates.

Lorsque Joseph Pilates rendit sa méthode publique, celle-ci fut tout d'abord fortement controversée par des médecins et des sportifs de haut niveau. Toutefois, des milliers de personnes ayant vanté, durant plusieurs décennies, les bienfaits de cette méthode, celle-ci fait quasiment l'unanimité. Entraîneurs sportifs et thérapeutes font souvent référence à la méthode Pilates et nombre de médecins la conseillent à leurs patients ayant subi des traumatismes physiques. Cependant, si vous avez des problèmes de santé, ne pratiquez jamais un exercice sans avoir au préalable consulté un médecin et vous être assuré qu'il n'y a aucune contre-indication.

Autres thérapies

La méthode Pilates présente de nombreuses similitudes avec la technique Alexander et la méthode Feldenkrais, respectivement mises au point par Frederick Alexander (1869-1955) et Moshe Feldenkrais (1904-1984). Si l'on ne peut affirmer que les deux hommes connaissaient personnellement Joseph Pilates, il ne fait aucun doute que tous trois vouaient un culte au corps parfaitement équilibré et aligné. Les trois méthodes sont complémentaires.

Exercices physiques et mentaux

La méthode Pilates fut l'une des premières en Occident à réunir le corps et l'esprit, prenant modèle sur de nombreuses civilisations orientales. Pour les personnes ayant déjà pratiqué une discipline basée sur la même philosophie, par exemple le yoga, les exercices de Pilates seront plus accessibles. En effet, la concentration et les étirements sont deux des principes de base communs aux deux méthodes. Toutefois, il est important de différencier les exercices de Pilates des autres pratiques, notamment pour ce qui est des techniques respiratoires. Faire des amalgames entre les différentes méthodes risque d'anéantir les bienfaits de chacune d'elles.

Une vie saine et équilibrée

Joseph Pilates ne s'est pas contenté de travailler sur les bienfaits du sport sur le corps et l'esprit. Il accordait une importance capitale à une alimentation équilibrée, à l'hygiène (douches froides et gommage de la peau) ainsi qu'aux effets bénéfiques du soleil sur la peau. Si certaines de ses idées sont aujourd'hui encore défendues, d'autres sont fortement controversées. Ces dernières ne sont pas étudiées dans le présent ouvrage.

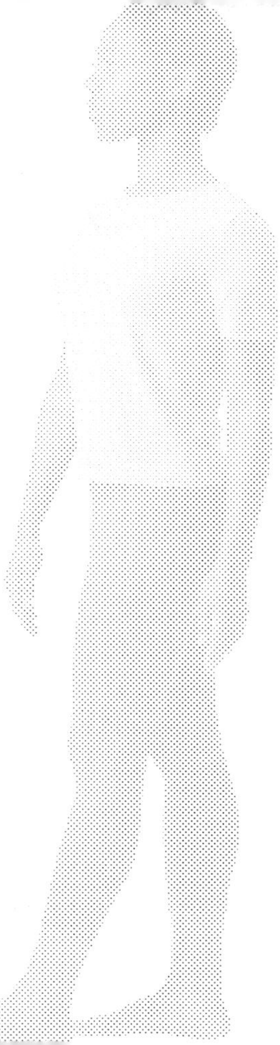

SE PRÉPARER À LA MÉTHODE PILATES

Les exercices présentés dans cet ouvrage ne nécessitent ni équipement spécifique – si ce n'est un tapis de gymnastique – ni tenue vestimentaire particulière. Avant de commencer un exercice, vous devez toutefois prendre en compte certaines recommandations. Ne mettez pas en pratique la méthode Pilates sans avoir au préalable consulté un médecin. Restez à l'écoute de votre corps afin de ne pas malmener les parties fragilisées par un déséquilibre ou un mauvais alignement.

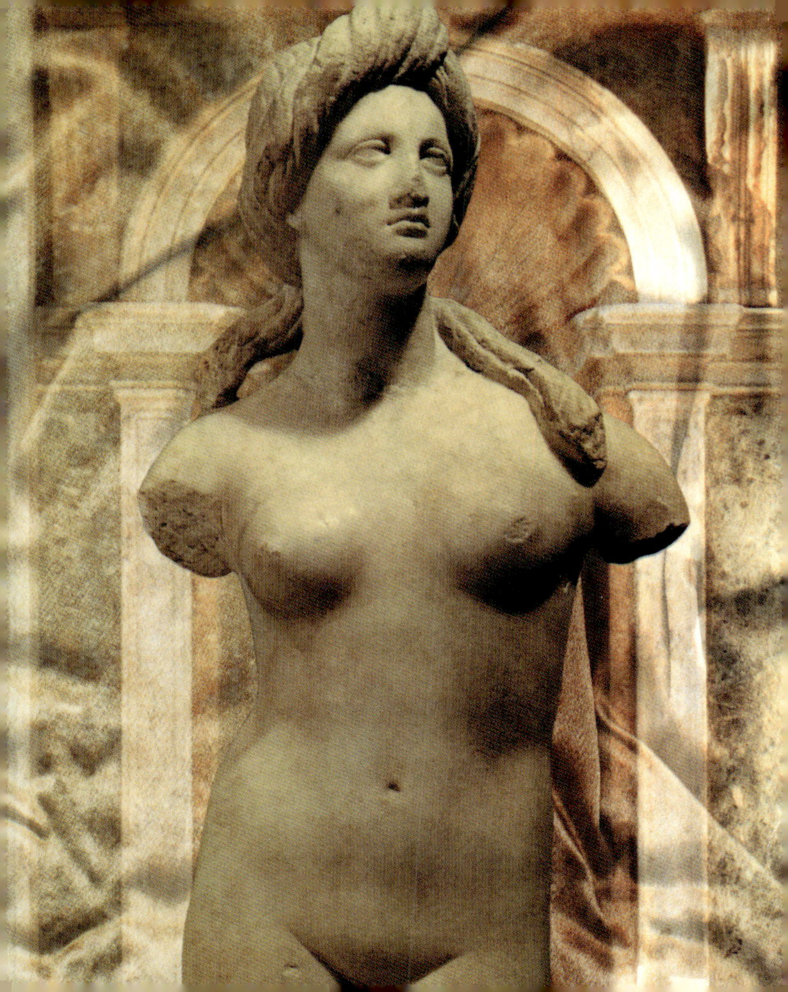

Avant de commencer

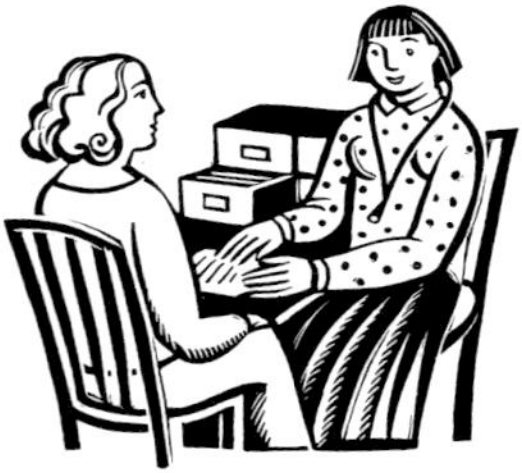

Un avis médical
Avant de pratiquer la méthode Pilates, il faut vous assurer qu'elle ne présente aucun risque pour votre santé.

La méthode Pilates vous apprend à utiliser naturellement votre corps sans rien lui infliger. Si, *a priori*, elle s'adresse à chacun d'entre nous, certaines précautions s'imposent. Si vous avez un problème de santé et que vous suiviez un traitement, si vous n'avez pas pratiqué régulièrement une activité sportive depuis plusieurs années ou si vous avez été sérieusement blessé, consultez votre médecin traitant afin de vous prémunir de tout risque pour votre santé.

Grossesse et accouchement

Les exercices de la méthode Pilates sont fortement déconseillés durant les douze premières semaines de la grossesse. Passé ce temps, vous pourrez pratiquer certains exercices, notamment si vous n'êtes pas débutante. Consultez au préalable votre gynécologue et demandez conseil à un professeur expérimenté afin de ne faire courir aucun risque au bébé ni à vous-même. Après l'accouchement, la méthode Pilates vous aidera à retrouver votre silhouette. Toutefois, attendez d'avoir l'assentiment de votre gynécologue pour commencer.

Contre-indications

Pour que les exercices soient efficaces, il est impératif que votre corps et votre esprit travaillent en symbiose. Si, pour une raison ou une autre, vous avez du mal à vous concentrer, vous risquez de vous blesser. Évitez de pratiquer :

- Dans les deux heures suivant un repas.
- Après avoir consommé de l'alcool ou ingéré des drogues agissant sur l'humeur ou des tranquillisants.

• En cas d'état fébrile ou de faiblesse passagère.
• Après une blessure.
• En cas de prise de médicaments.

Pendant l'exercice

Pour tirer profit de chacun des exercices sans vous blesser, suivez scrupuleusement les explications figurant dans cet ouvrage. Ne répétez pas un mouvement plus qu'il ne faut. Avant de passer à un exercice complexe, assurez-vous de maîtriser les mouvements de base. Il est normal que, pour certains exercices, vous ressentiez un étirement, une fatigue ou une gêne dans les muscles peu sollicités en temps ordinaire. Si, par contre, vous éprouvez une douleur, cessez immédiatement et vérifiez que vous avez suivi les instructions données. Si vous n'identifiez pas l'origine de la douleur ou si vous avez le moindre doute, ne réalisez pas cet exercice avant de demander conseil à un professeur expérimenté. Veillez à ne jamais dépasser les limites de votre corps.

UNE BONNE POSTURE

Pour prendre conscience de son corps, il faut le visualiser afin d'en corriger, si besoin est, l'alignement. Dans la mesure où votre corps s'appuie entièrement sur vos pieds en station debout, il est logique de vérifier l'alignement de ses différentes parties en partant des pieds pour remonter vers la tête avant de les comparer avec les illustrations ci-contre. Personne n'étant parfait, acceptez vos défauts. Essayez de les corriger mais ne vous laissez pas obnubiler.

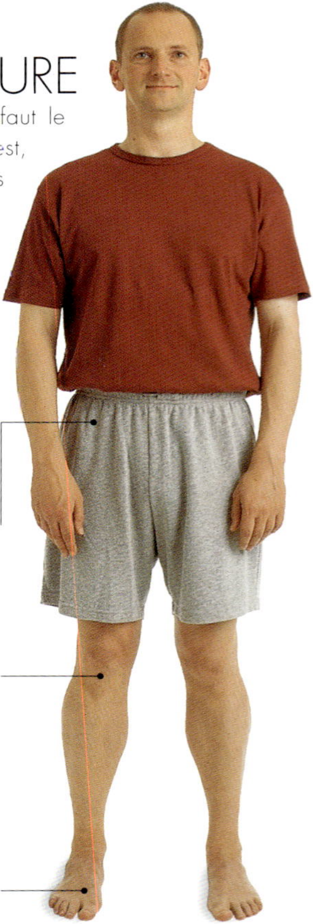

Alignement du corps

Les exercices de Pilates rétablissent l'alignement symétrique des épaules et des hanches, de la tête et de la nuque par rapport à la colonne vertébrale. La silhouette est plus élégante et les mouvements sont plus gracieux.

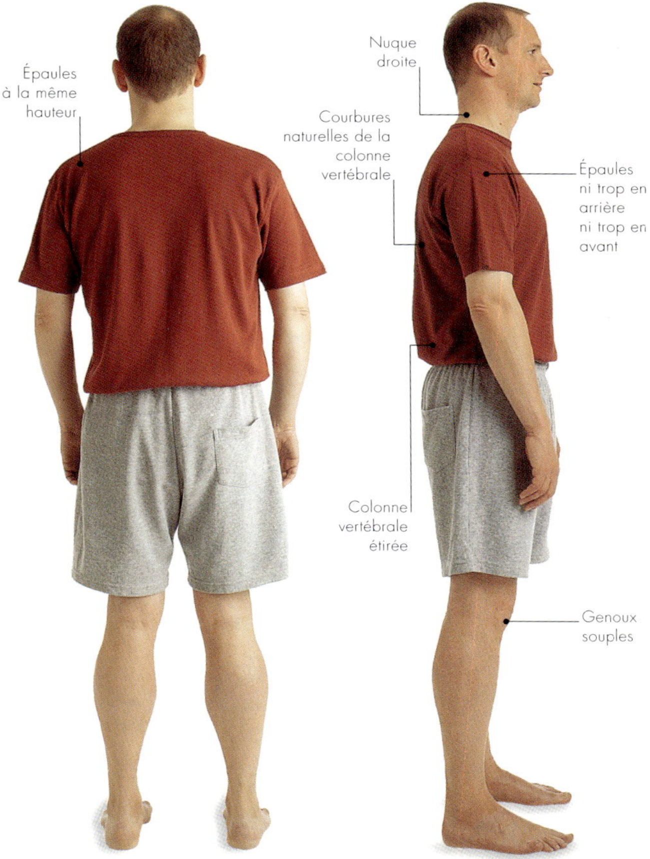
Épaules
à la même
hauteur
Nuque
droite
Courbures
naturelles de la
colonne
vertébrale
Épaules
ni trop en
arrière
ni trop en
avant
Colonne
vertébrale
étirée
Genoux
souples

Alignement du corps

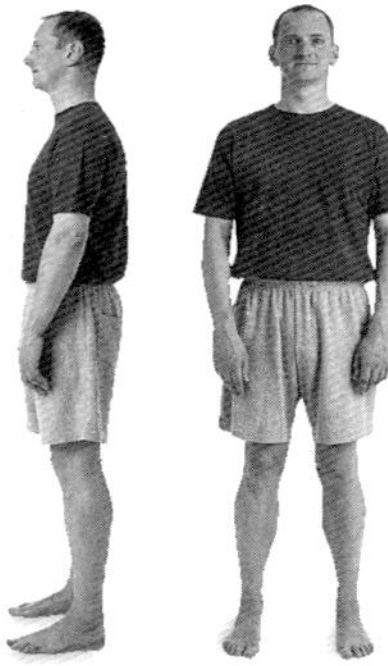

Debout

Vos épaules sont à la même hauteur ainsi que vos hanches. La tête et la colonne vertébrale sont parfaitement alignées.

Pour que votre corps soit stable et qu'aucune tension ne s'exerce au niveau de la colonne vertébrale, les parties les plus lourdes – à savoir la tête, la cage thoracique et le bassin – doivent être parfaitement alignées. Si l'une de ces parties est mal positionnée (par exemple, lorsque la tête est penchée vers l'avant), la colonne vertébrale se dévie spontanément pour compenser. Une tension se fait alors sentir au niveau des muscles et des ligaments. Pour rétablir l'équilibre de votre corps, veillez à ne pas prendre une posture qui conduirait à une déformation douloureuse du dos.

La tête et le cou

La tête est – par rapport à sa taille – la partie du corps la plus lourde. Pour que ne naisse aucune tension, le poids de la tête doit être réparti de façon égale sur le cou et la colonne vertébrale. Veillez à garder votre tête droite.

Les épaules

Les épaules ne doivent jamais être contractées. Elles doivent être relâchées et à la même hauteur. Vues de profil, les épaules ne doivent ni être rejetées vers l'arrière ni tomber vers l'avant.

Les courbures du dos

Vue de profil, la colonne vertébrale montre des courbures convexes et concaves (voir page 20). Ces courbures naturelles ne doivent être ni accentuées ni atténuées.

Le bassin

Pour garder une bonne posture, surveillez la position de votre bassin. Vu de profil, il ne doit ni être projeté vers l'avant, ce qui accentuerait la courbure lombaire, ni être tiré vers l'arrière, ce qui l'atténuerait. Reportez-vous aux exercices page 48.

Les genoux et les jambes

La position des genoux dépend, en partie, de l'alignement de l'articulation de la hanche. Les rotules doivent pointer vers l'avant et les articulations des genoux doivent rester souples (attention, les genoux ne sont ni tendus, ni fléchis). Vus de profil, les hanches, les genoux et les chevilles sont alignés. Si la courbure naturelle de la jambe est accentuée vers l'arrière, revoyez la position de votre genou.

Les chevilles et les pieds

En position debout, vos pieds doivent être parallèles. Le poids du corps est réparti de façon égale sur les plantes de pieds.

COMMENT VOUS TENEZ-VOUS ?

Les photographies ci-contre montrent les postures incorrectes les plus fréquentes. Si vous n'y prenez garde, vous adopterez rapidement de mauvaises habitudes. La méthode Pilates vous aidera à corriger la majorité des postures ; toutefois, certaines persisteront. Sachez qu'il n'est jamais trop tard pour bien faire et même si cela vous demande un effort, essayez de vous tenir le mieux possible.

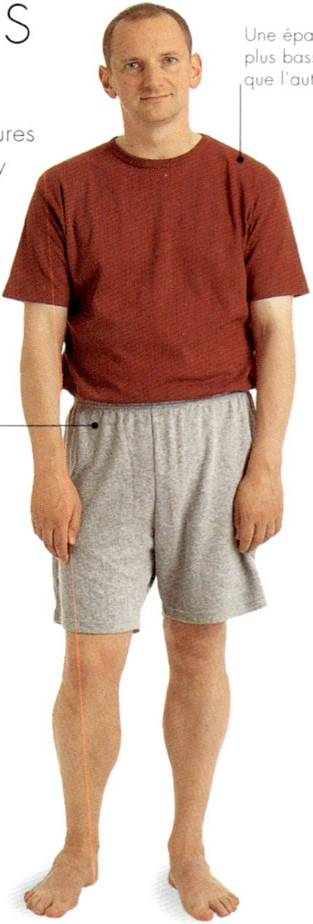

De mauvaises habitudes
Nombre d'entre nous prennent spontanément une mauvaise posture. Les tensions apparaissent avec ce déséquilibre du corps. Le dos est alors mis à rude épreuve.

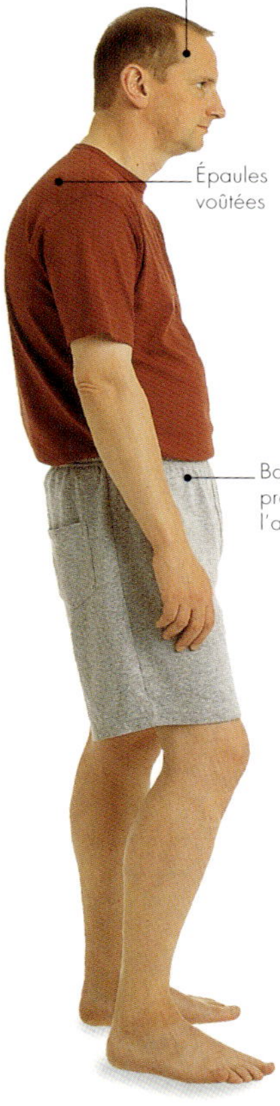

De mauvais appuis

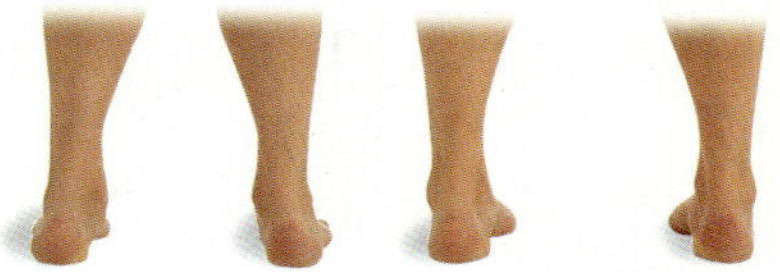

Le poids du corps repose sur le bord interne des pieds
Les genoux sont généralement trop tendus.

Le poids du corps repose sur le bord externe des pieds
Les jambes ont tendance à s'arquer.

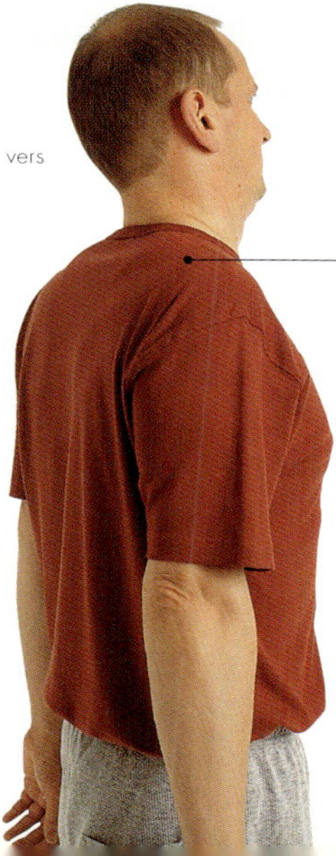

Vêtements, accessoires et environnement

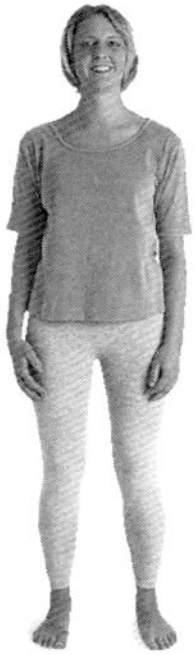

Des habits confortables
Choisissez des vêtements qui offrent une totale liberté de mouvements lors de vos exercices Pilates.

Dès qu'on leur parle de la méthode Pilates, nombreux sont ceux qui ont à l'esprit des salles remplies d'appareils sophistiqués et très onéreux. Si, effectivement, certains exercices nécessitent des équipements spécifiques, il vous suffit d'investir dans un tapis de gymnastique pour pratiquer au quotidien chez vous. Cependant, pour augmenter les bienfaits de certains exercices, l'utilisation d'accessoires est parfois recommandée.

Les vêtements

Choisissez des vêtements légers qui ne soient pas serrés à la taille. Si vous vous inscrivez à un cours, le professeur peut vous demander de porter des vêtements moulants (collants, cyclistes et T-shirt) afin qu'il puisse vérifier l'alignement de votre corps et corriger plus facilement certaines postures. Peu importe la tenue, si vous pratiquez seul(e) chez vous. Pourtant, vous vous apercevrez rapidement que les vêtements amples peuvent entraver vos mouvements. Les exercices sur le tapis se font pieds nus.

Les accessoires

Il est vivement conseillé de garder les accessoires suivants à portée de main :

• Une écharpe ou un morceau de tissu de 1 m de long et de 20 cm de large. Vous pouvez également acheter un élastique dans un magasin vendant des articles de sport.
• Un oreiller peu épais ou une serviette de toilette pliée que vous glisserez sous votre tête pour certains exercices au sol.
• Vous ne devez en aucun cas travailler sur une surface glissante. Posez sur le sol un tapis de gymnastique antidérapant, un tapis assez épais ou une couverture pliée.
• Pour un travail plus intense, vous pouvez dans certains cas utiliser des haltères.

L'environnement

Vous pouvez faire vos exercices là où vous le souhaitez à condition toutefois de disposer d'assez de place pour vous allonger bras écartés. Choisissez une pièce chaude et bien ventilée à l'abri du bruit. La surface du sol ne doit pas être glissante.

RÉÉDUQUER LE CORPS ET L'ESPRIT

Une fois que vous êtes familiarisé avec les principes fondamentaux de la méthode de Pilates, il ne vous reste plus qu'à les mettre en pratique. Ce chapitre doit vous permettre de maîtriser les techniques de base sur lesquelles reposent tous les exercices. Ne passez pas trop vite sur cette partie car il vous sera alors difficile d'aborder les exercices plus complexes. Comme vous le verrez de la page 66 à la page 69, vous devez impérativement planifier vos séances et vous astreindre à une pratique régulière si vous souhaitez obtenir des résultats.

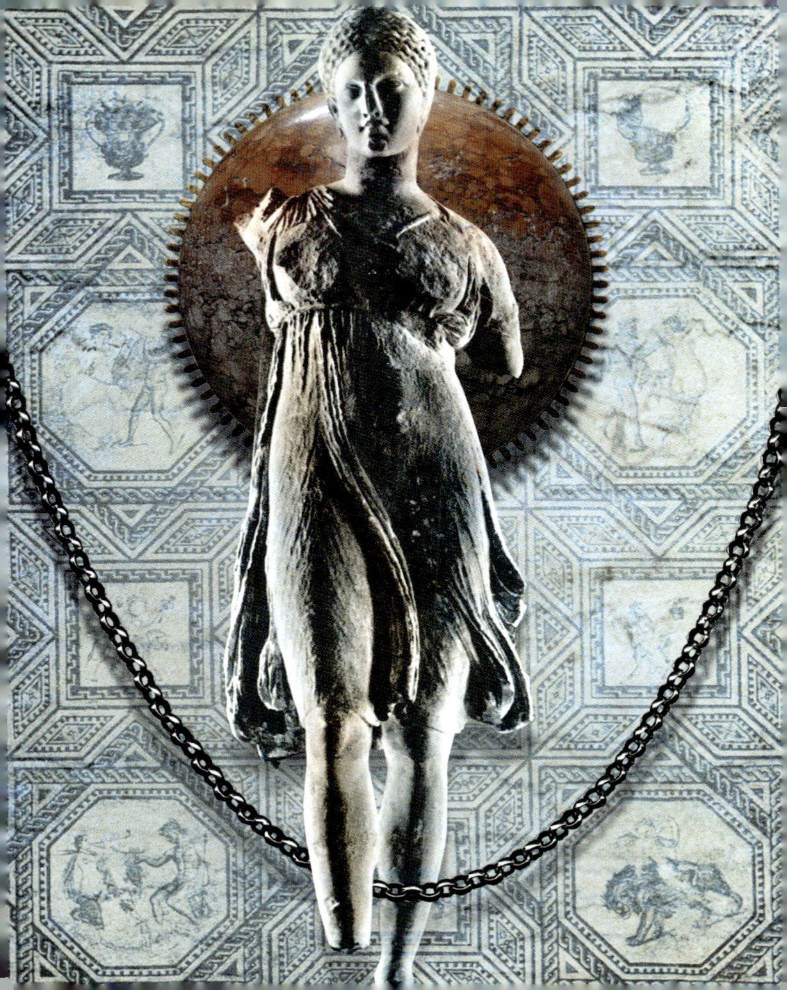

Alignement

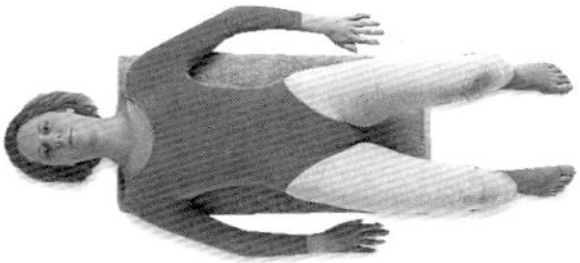

Contrôle préalable
Passez en revue toutes les parties de votre corps et assurez-vous qu'elles soient parfaitement alignées.

Dans ce chapitre, nous insisterons sur certains aspects de l'alignement du corps. Vérifiez votre posture avant chaque exercice. S'il vous faudra probablement vous corriger dans un premier temps, vous constaterez qu'avec l'habitude, vous prenez naturellement une bonne posture.

Alignement du corps (sur le dos)

C'est lorsque vous êtes allongé(e) sur le dos que votre corps – et notamment votre colonne vertébrale – est le plus détendu. Avant de commencer un exercice, prenez cette position et vérifiez que votre corps est parfaitement aligné. Les toutes premières fois, il est indispensable que quelqu'un vous aide à corriger votre posture : votre professeur si vous suivez un cours, un ami ou un membre de votre famille si vous pratiquez chez vous. Peu à peu, vous apprendrez à identifier vos défauts et vous n'aurez bientôt plus besoin d'aide.

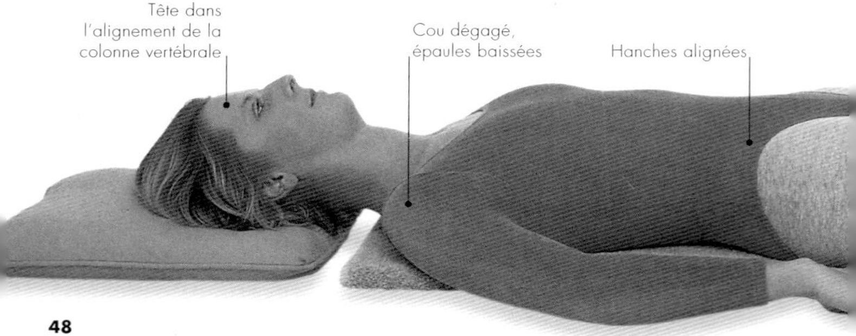

Pour un alignement parfait

Vous êtes allongé(e) sur un tapis de gymnastique ou une couverture pliée. Glissez un oreiller plat ou une serviette de toilette sous votre tête. En partant des pieds pour remonter vers la tête, passez en revue les points suivants :

- Les pieds et les genoux sont parallèles et à l'écartement des hanches.
- Les hanches sont à la même hauteur.
- Les bras sont dégagés le long du corps. Les paumes sont tournées vers le plafond ou le sol. Les coudes sont légèrement fléchis.
- Les épaules sont baissées et à la même hauteur.
- La nuque est allongée.
- La tête est droite, en appui sur le sol.

Position du bassin

Vu de profil, le bassin doit être positionné de manière que la courbure concave du bas du dos reste naturelle. Si le bassin est projeté vers l'avant, la courbure est amplifiée, s'il est tiré vers l'arrière, elle est atténuée. Dans les deux cas, il y a une tension au niveau du dos et, si vous n'y prenez garde, vous ressentirez bientôt de fortes douleurs lombaires. Pour trouver la bonne position, reportez-vous aux explications de la page 50. Avant chaque exercice, prenez l'habitude de vérifier cette posture.

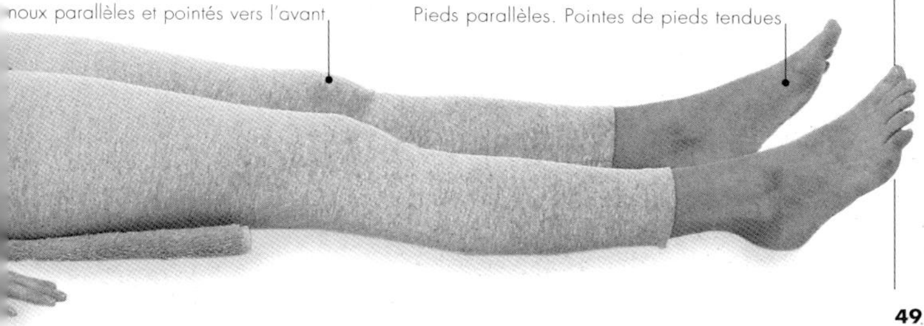

LA POSITION NEUTRE DU BASSIN

Lorsque vous êtes allongé(e) sur le dos, vous devez progressivement corriger la position de votre corps (voir pages 48-49) jusqu'à ce qu'il soit parfaitement aligné. Vous devez ensuite apprendre à vous relaxer. Prenez conscience des différentes parties de votre corps afin de mieux les contrôler et de trouver notamment la position correcte du bassin. Les tensions disparaîtront peu à peu. Exécutez l'exercice ci-après en début de séance. Vous pouvez l'accompagner d'une cassette ou d'un CD propices à la relaxation.

1 *Vous êtes allongé(e) au sol (voir pages 48-49). Fléchissez les genoux et posez les pieds à plat sur le sol à l'écartement des hanches. Le poids de votre corps est également réparti entre le milieu du talon et les bords interne et externe de la partie antérieure de la plante. Votre corps se laisse porter par le sol. Vos muscles sont décontractés. Votre colonne vertébrale est naturellement droite et étirée. Visualisez vos omoplates qui descendent presque jusqu'au milieu de votre dos. Relâchez votre mâchoire inférieure et les muscles de votre visage.*

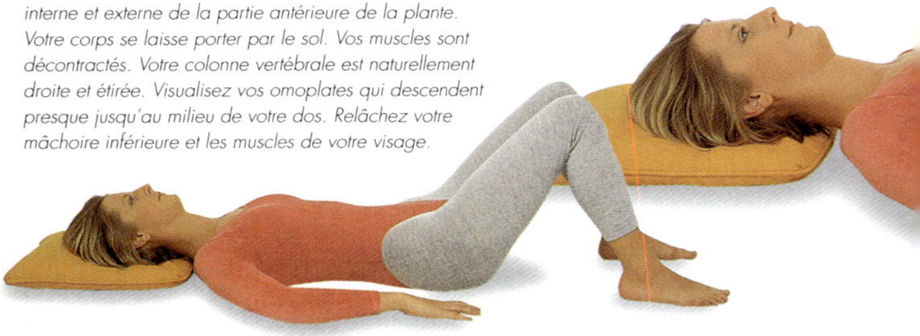

2 *Basculez doucement votre bassin de gauche à droite plusieurs fois de suite puis revenez à la position initiale.*

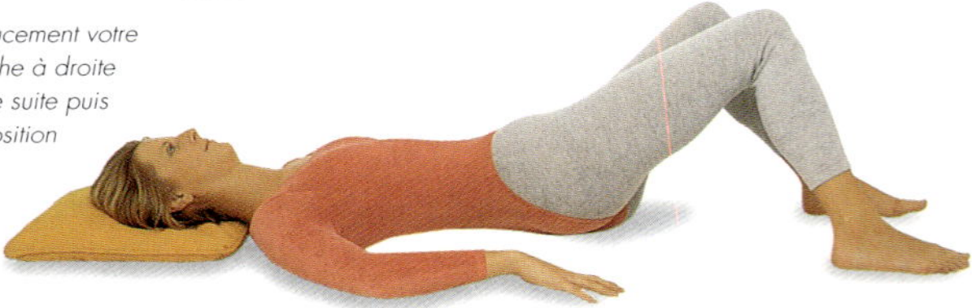

3 *Reposez-vous quelques secondes, puis projetez votre bassin vers le haut. Votre pubis descend et le bas de la colonne vertébrale se détache du sol. Le haut du corps et les jambes restent détendus pendant toute la durée de l'exercice.*

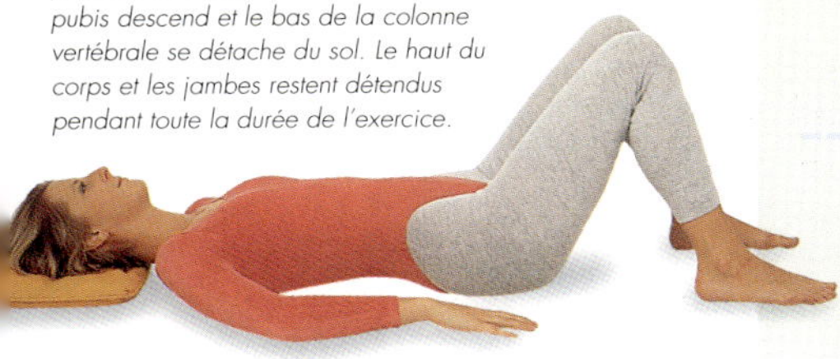

Alignement du bas du corps

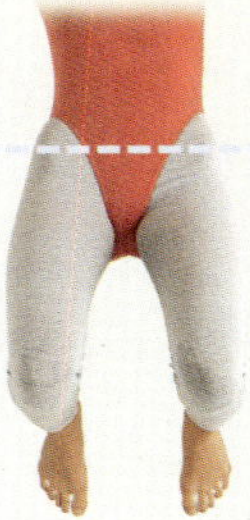

Lorsque vous faites un exercice, le bassin reste stable alors que les pieds, les genoux et les hanches sont alignés.

4 *Basculez votre bassin vers le sol. Contractez vos abdominaux. Le nombril se rapproche de la colonne vertébrale et le pubis pointe vers le haut. Le bas du dos est collé au sol.*

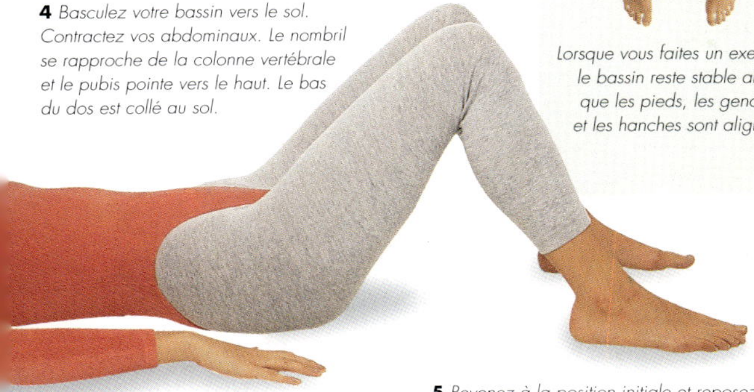

5 *Revenez à la position initiale et reposez-vous quelques instants. Le bassin n'est ni projeté vers le haut ni tiré vers le sol. Répétez l'exercice trois à cinq fois. À la fin de cette étape, le bas du dos doit se détacher du sol. Vous avez trouvé la position neutre de votre bassin.*

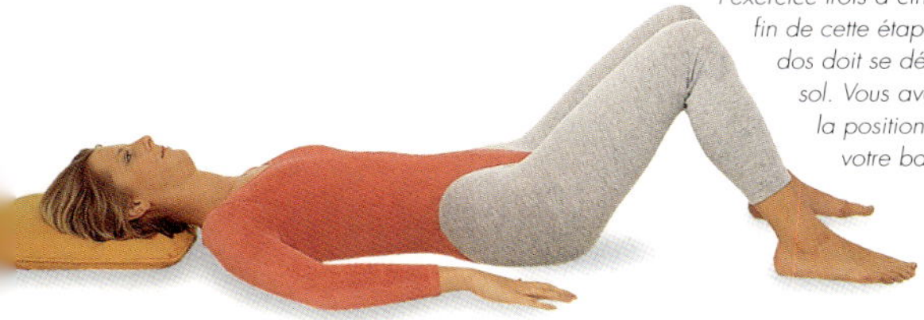

Le périnée

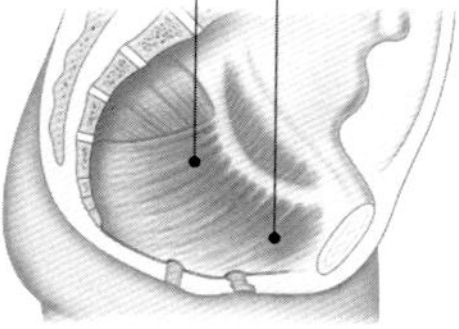

Les muscles pelviens
Ces muscles maintiennent les organes internes en place à l'intérieur du bassin.

Lorsque nous faisons référence au centre d'énergie, il s'agit non seulement des abdominaux mais également des muscles profonds qui maintiennent en place les organes internes à l'intérieur du bassin. Bien que nous n'ayons pas tous le même bassin (celui de la femme est moins profond mais plus large que celui de l'homme), nous devrions tous être capables d'identifier nos muscles pelviens. En effet, si ces muscles ont un rôle capital à jouer, nombreux sont ceux qui en ignorent l'existence et qui, par conséquent, ne les sollicitent jamais.

Les muscles pelviens

Le périnée (ou plancher pelvien) est constitué de muscles et de ligaments qui partent du pubis sur le devant du bassin, passent sous les jambes pour remonter vers la base de la colonne vertébrale. Ces muscles entourent et contrôlent le col de la vessie et l'urètre (canal par lequel s'écoule l'urine), l'anus et, chez la femme, le vagin.

L'importance de leur rôle

Lorsqu'ils sont toniques et actifs, les muscles pelviens maintiennent en place les organes internes, notamment la vessie, l'utérus (chez la femme) et la prostate (chez l'homme), lors d'une activité physique. Ils permettent également de contrôler l'écoulement de l'urine et l'expulsion des matières fécales. Si les muscles du périnée manquent de tonicité, soit parce qu'ils sont peu ou pas sollicités, soit parce que vous venez d'accoucher ou que vous souffrez d'obésité, alors l'incontinence urinaire (fuites urinaires) ou le prolapsus génital (descente d'organes) sont à craindre.
La sollicitation des muscles du périnée

pour la réalisation d'un exercice fait référence à la partie la plus basse du centre d'énergie, celle qui stabilise et assure le maintien du torse. Leur rôle étant très important, il est indispensable que vous appreniez à les identifier quand votre bassin est en position neutre, c'est-à-dire au début de la plupart des exercices. Les muscles pelviens nous aident également à tonifier les muscles les plus profonds de l'abdomen qui permettent de garder une bonne posture. Pour que les mouvements soient harmonieux, il faut que les muscles profonds soient aussi toniques que les muscles superficiels, ce à quoi s'emploie la méthode Pilates. C'est la raison pour laquelle vous devez, jour après jour, solliciter les muscles de votre périnée.

Une idée fausse

On croit souvent que l'affaissement des muscles pelviens est un problème typiquement féminin. C'est faux. En effet, les hommes doivent tout autant que les femmes solliciter leurs muscles pelviens afin de prévenir l'incontinence urinaire quand ils parviendront à la cinquantaine.

CONTRACTER LE PÉRINÉE

Procédez à l'exercice aussi souvent que possible. Le mouvement est peu visible sur une photographie ou réalisé par une tierce personne. C'est pourquoi, vous devez le faire vous-même pour vraiment savoir de quoi nous parlons. Une fois que vous aurez identifié vos muscles pelviens, il faudra les solliciter aussi souvent que possible. Dans un premier temps, le plus difficile est de les faire travailler sans pour autant contracter ni les abdominaux ni les fessiers.

1 *Vous êtes allongé(e) sur le sol, les genoux fléchis et les pieds à plat (voir étape 1, page 50). Contractez les muscles pelviens comme si vous vouliez stopper un jet urinaire. Posez la main droite sur la fesse droite afin de vous assurer que vous ne contractez pas les fessiers. Maintenez la position aussi longtemps que possible en respirant naturellement.*

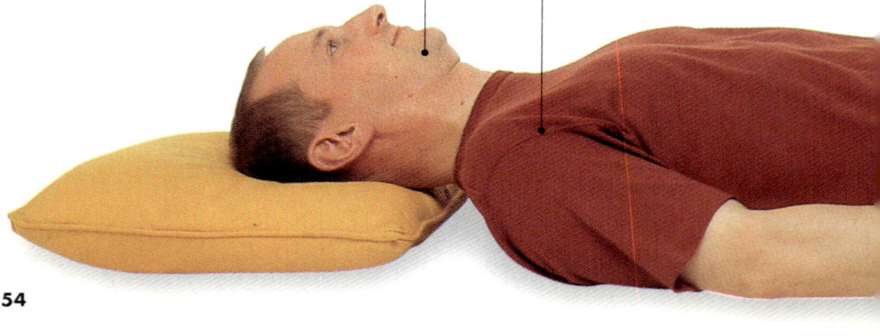

2 *Vous êtes allongé(e) sur le sol. Contractez à nouveau vos muscles pelviens. Cette fois-ci, posez les mains sur la partie inférieure de votre abdomen, légèrement au-dessus du pubis, afin de vérifier que vous ne contractez ni les abdominaux ni les adducteurs. Maintenez la position pendant 10 secondes au minimum. Répétez l'exercice cinq fois.*

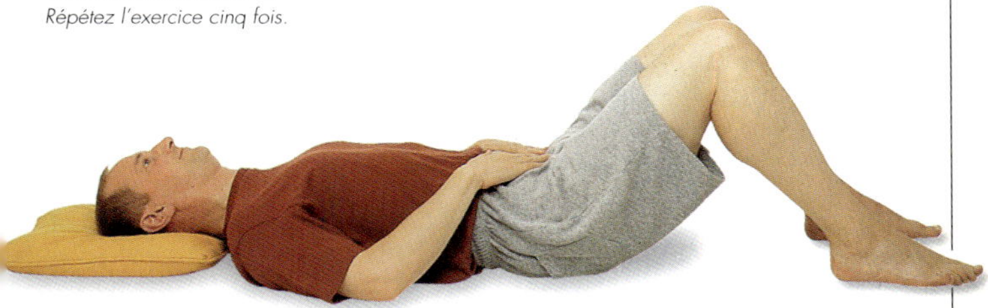

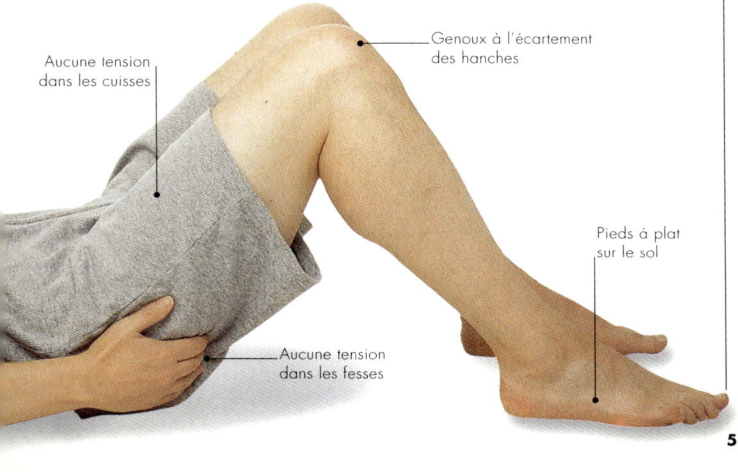

Se concentrer

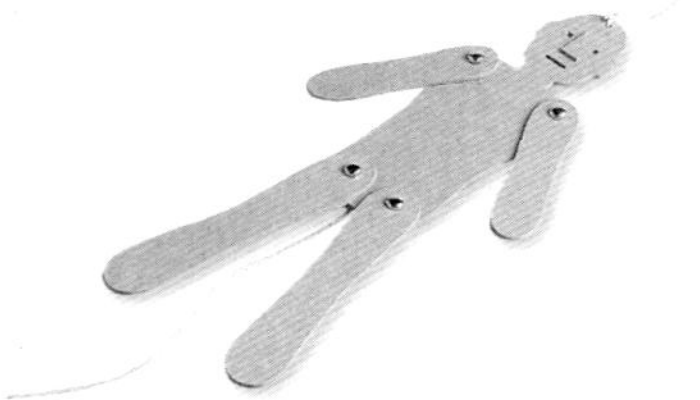

Visualiser son corps
Imaginer que votre corps est un pantin vous aidera à visualiser les différents mouvements.

La méthode Pilates a entre autres objectifs, la prise de conscience du corps. En donnant à sa démarche le nom de « contrôlogie », Joseph Pilates a voulu mettre en exergue le lien existant entre le comportement mental et le fonctionnement physique. En effet, il s'était aperçu que la plupart des gens accomplissent des gestes de façon automatique, sans même avoir conscience du rôle que joue leur cerveau à ce moment précis. Pour Pilates, cette attitude est à l'origine des mauvaises postures pouvant avoir des effets délétères sur la santé. Selon lui, il importe donc que chacun contrôle ses gestes, ce qui implique le « réveil » de milliers de cellules cérébrales. Si cette idée reste controversée en neurologie, les adeptes de la méthode Pilates sont unanimes : la concentration mentale, tout au long d'un exercice, apporte un regain d'énergie et de dynamisme.

La confiance en soi

Les difficultés rencontrées au cours des premiers exercices peuvent surprendre. En effet, il faut coordonner votre respiration en fonction du muscle sollicité et ceci demande beaucoup de concentration. Ne vous découragez pas, acceptez les échecs liés à la découverte d'une nouvelle discipline et surtout ayez confiance en vous. Vous ne progresserez qu'à force de pratique. Il vous faudra du temps avant de contrôler chacun de vos mouvements. Restez positif(ve), car avec de la persévérance, vous parviendrez à vos fins.

Comment se concentrer ?

Prendre conscience de son corps est un processus complexe. D'une part, vous apprenez à donner des instructions précises à vos muscles et, d'autre part, vous développez votre sensibilité afin de percevoir les messages que ces mêmes muscles renvoient à votre cerveau. Pour vous concentrer sur l'activité musculaire de votre corps, ne laissez aucun élément extérieur vous distraire. Prenez les précautions d'usage. Isolez-vous dans une pièce et branchez votre répondeur. D'aucuns prétendent se concentrer plus facilement après avoir médité. Vous avez le choix entre différentes techniques en passant par la méditation basée sur la respiration ou la visualisation. Pour plus de détails sur cette dernière, reportez-vous aux pages suivantes.

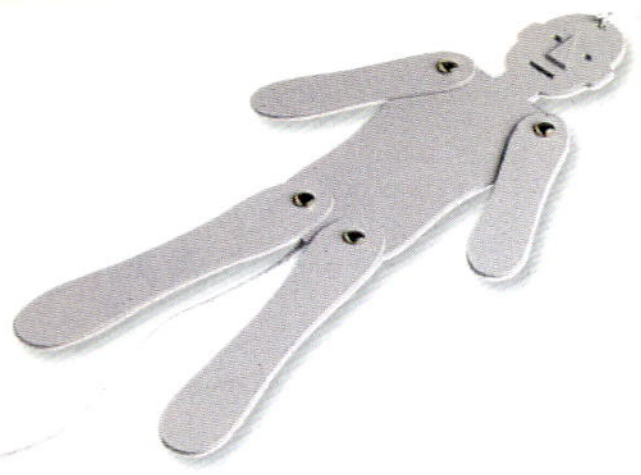

Visualiser son corps
La visualisation favorise la concentration et vous permet de réaliser correctement un mouvement.

VISUALISER SON CORPS

La plupart des adeptes de la méthode Pilates confirment qu'il est plus facile de réaliser un mouvement quand ils visualisent leur corps. Concentrez-vous sur les mouvements ci-après et tâchez de visualiser les parties sollicitées.

Stabiliser son bassin
Lorsque vous faites des flexions du tronc, imaginez que la partie de votre corps située entre le pubis et le bas de la cage thoracique est fixée dans du béton.

Étirer sa colonne vertébrale
Quand vous vous allongez, votre colonne vertébrale doit être parfaitement étirée sans qu'il y ait la moindre tension. Imaginez une corde fixée sur le sommet de votre tête et une autre attachée à votre coccyx. Deux personnes tirent au même moment sur chacune des cordes, élongeant au maximum votre colonne vertébrale.

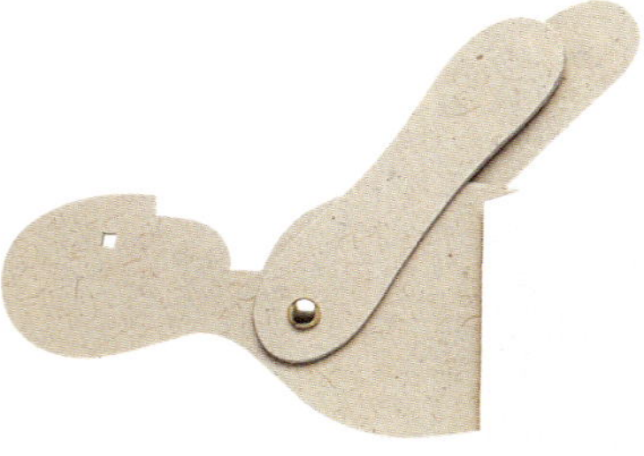

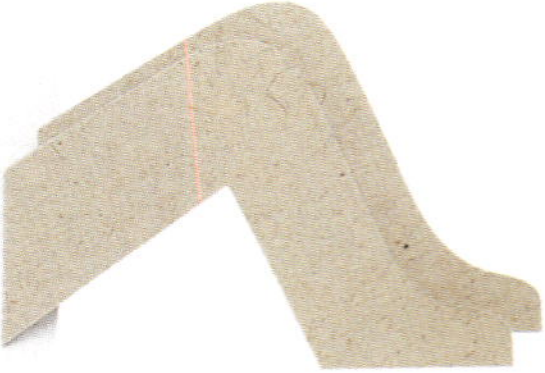

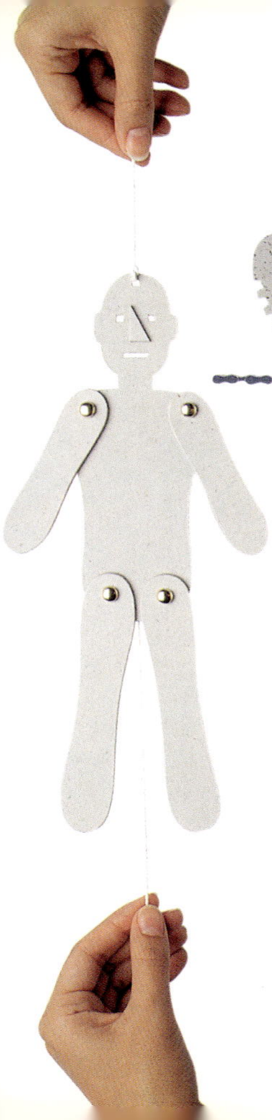

Enrouler sa colonne vertébrale

De nombreux exercices, notamment l'élévation du bassin (voir pages 86–87), sont basés sur l'enroulement et le déroulement de la colonne vertébrale. Lorsque vous enroulez votre colonne vertébrale, visualisez chacune de vos vertèbres au moment où elle se détache du sol. Imaginez une chaîne de bicyclette dont les pignons sauteraient tour à tour.

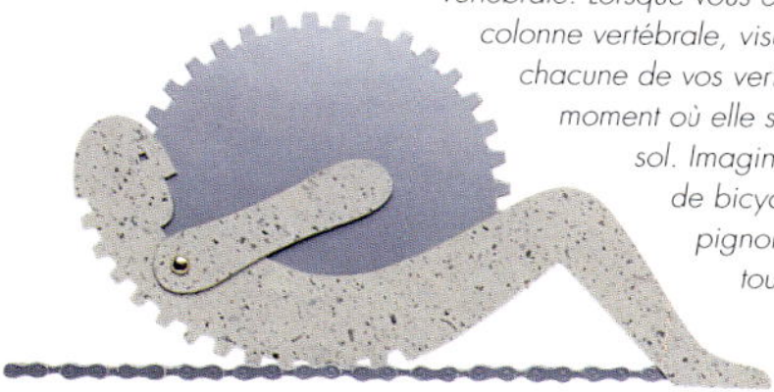

Rentrer son ventre

Visualisez votre ventre lorsqu'il se rapproche de votre colonne vertébrale. Imaginez une corde attachée à votre nombril qui traverserait votre corps pour ressortir derrière votre colonne vertébrale. Lorsque vous rentrez votre ventre, imaginez que quelqu'un tire sur la corde pour l'approcher le plus près possible de la colonne vertébrale.

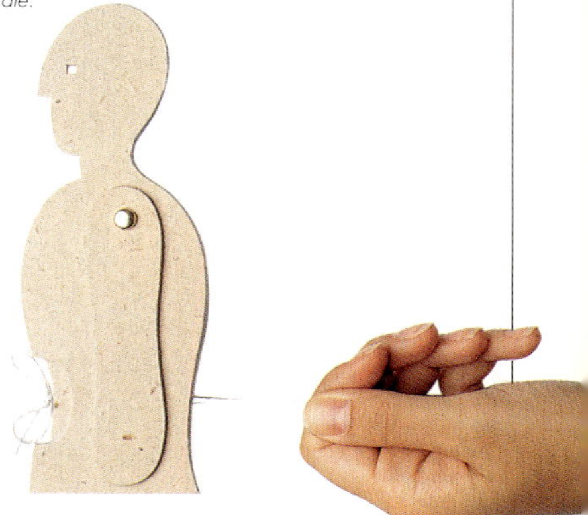

Contrôler sa respiration

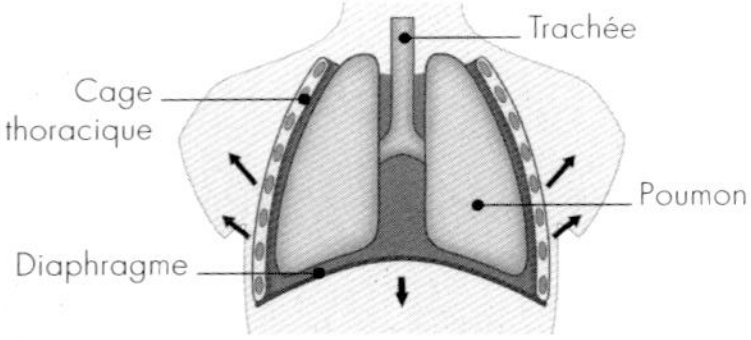

Inspiration

Lorsque vous inspirez, le diaphragme s'abaisse et la cage thoracique se soulève.

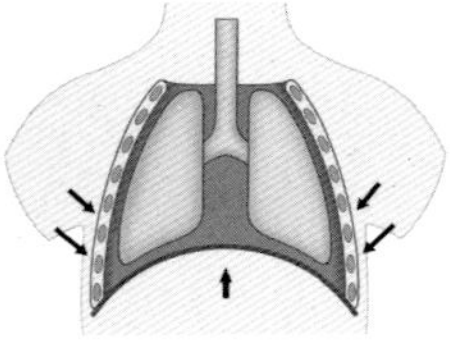

Expiration

Lorsque vous expirez, le diaphragme se soulève et la cage thoracique s'abaisse.

Lorsque nous respirons, nous absorbons, entre autres éléments indispensables, de d'oxygène qui fournit au corps de l'énergie pour amener le mouvement et d'autres fonctions. C'est pourquoi il est essentiel de bien respirer au moment d'un effort physique. Dans sa méthode, Joseph Pilates nous apprend à contrôler notre respiration.

La respiration thoracique

Certaines techniques basées sur la respiration profonde impliquent la dilatation complète de l'abdomen au moment de l'inspiration. C'est ce que déplore Joseph Pilates dans la mesure où les abdominaux sont alors totalement relâchés, ce qui va à l'encontre de la plupart des exercices. En effet, le centre du corps est alors moins stable. La technique respiratoire préconisée par Joseph Pilates est la respiration thoracique. Au moment de l'inspiration, les abdominaux, les muscles pelviens et dorso-lombaires sont contractés. Les épaules sont détendues et baissées. Au moment de l'expiration, la cage thoracique s'abaisse vers la taille et l'air vicié est totalement expulsé des poumons. Vous devez veiller à ne relâcher aucun des muscles du centre d'énergie, pas même ceux du plancher pelvien (périnée).

Contrôler sa respiration

Dans quasiment tous les exercices de la méthode Pilates, il faut avant chaque mouvement, prendre son inspiration, puis expirer. Si l'exercice se décompose en plusieurs mouvements, marquez une pause après l'expiration, inspirez puis expirez sur la fin du mouvement. Cette technique vous permet de contracter les muscles du centre d'énergie pendant toute la durée de l'exercice et ainsi d'éviter une quelconque tension. Par ailleurs, dans certains exercices (voir pages 102-103), contrôler votre respiration vous aide à garder un ventre plat.

Éliminer les tensions

Afin d'éliminer les tensions musculaires ou articulaires, allongez-vous sur le dos (voir pages 48-49) et respirez naturellement. Inspirez et imaginez que l'air pénètre dans votre corps par la plante des pieds, remonte dans vos jambes puis votre torse et forme une enveloppe protectrice autour de vos muscles et de vos articulations, qui peu à peu s'assouplissent.

LES EXERCICES RESPIRATOIRES

À chaque séance, pratiquez la respiration thoracique jusqu'à ce que vous maîtrisiez parfaitement cette technique. Au début, il vous paraîtra étrange d'inspirer alors que la partie la plus basse de votre abdomen est rentrée. Pourtant, avec un peu d'entraînement, vous le ferez naturellement. Dans l'exercice ci-après, vos mains posées sur vos côtes vous aideront à prendre conscience des mouvements effectués par la cage thoracique qui se soulève au moment de l'inspiration et s'abaisse au moment de l'expiration. Certains professeurs conseillent à leurs élèves d'enrouler une écharpe autour de leur cage thoracique afin de mieux observer les mouvements. Quelle que soit la technique que vous choisirez, placez-vous devant un miroir.

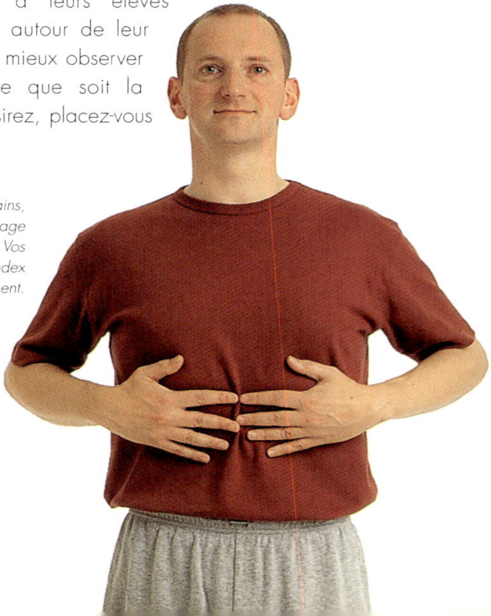

1 *Posez les mains, sur votre cage thoracique. Vos majeurs et vos index se touchent.*

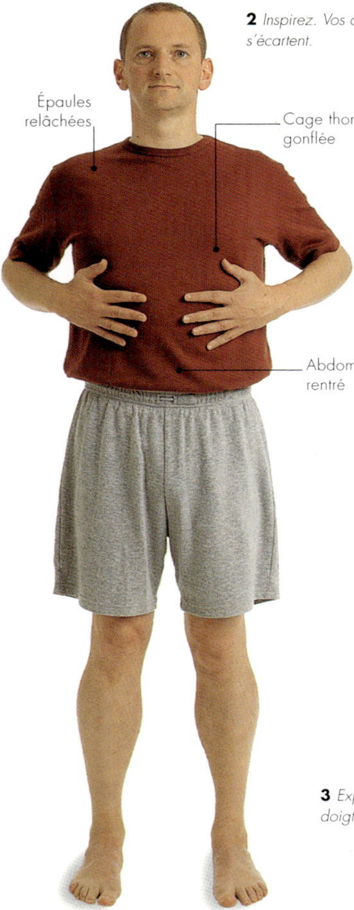

2 *Inspirez. Vos doigts s'écartent.*

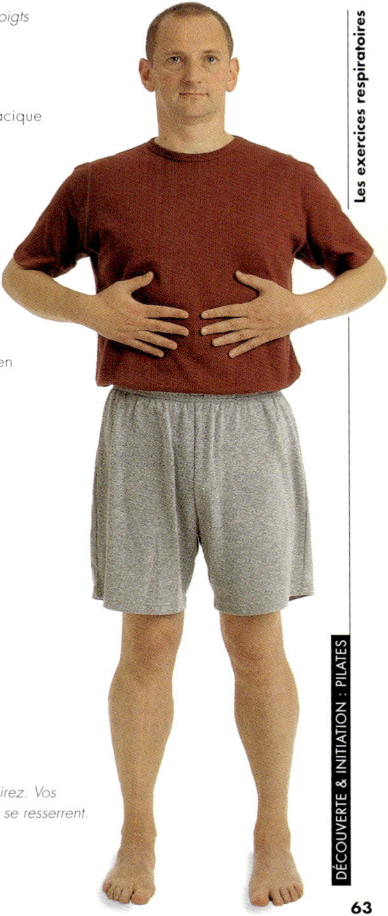

3 *Expirez. Vos doigts se resserrent.*

Repos et relaxation

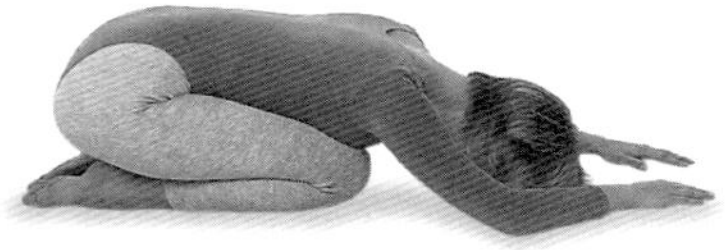

Flexion avant (à genoux sur le sol)

Cette position élimine toutes les tensions dans le dos (voir page 122).

L'effort et la concentration vont de pair. Si vous ne sollicitez jamais vos muscles, vous n'apprécierez pas les bienfaits de la relaxation. Inversement, si vous ne vous relaxez jamais, vos muscles ne pourront pas travailler au maximum de leur capacité. C'est pourquoi vous devez faire des exercices de relaxation, chaque fois que vous pratiquez une activité sportive. La méthode Pilates n'échappe pas à cette règle. À la fin d'une séance, prévoyez toujours quelques minutes pour vous relaxer afin d'éliminer les tensions et permettre à votre corps de profiter au maximum des bienfaits des exercices avant d'entamer vos activités quotidiennes.

Se relaxer

À la plupart des exercices mis au point par Pilates correspond une position qui vous permet de décontracter chacun des muscles précédemment sollicités. Par exemple, lorsque vous faites travailler vos abdominaux, ramenez vos genoux vers la poitrine (voir page 103) afin d'éliminer toutes les tensions. Si vous avez sollicité vos muscles dorso-lombaires, agenouillez-vous sur le sol et faites une flexion avant à partir de la taille afin d'étirer au maximum votre colonne vertébrale (voir page 122). Les exercices de relaxation présentent plusieurs avantages. D'une part, ils éliminent les tensions musculaires et d'autre part, ils allongent les muscles qui viennent de travailler. Ceci évite une perte de la flexibilité qui se produit souvent lorsqu'un groupe de muscles subit des contractions répétées. Vous ne devez en aucun cas omettre de terminer une séance par un ou plusieurs exercices de relaxation qui, vous l'avez compris, sont tout aussi importants que les exercices de renforcement ou d'étirement musculaires.

La relaxation profonde

À la fin d'une séance, allongez-vous sur le dos (voir pages 50-51). Restez dans cette position quelques minutes. Visualisez les différents points de tension et essayez de les chasser de votre corps. Si vous préférez, allongez-vous sur le côté (voir page 207) ou agenouillez-vous sur le sol et faites une flexion avant à partir de la taille (voir page ci-contre). Concentrez-vous sur votre respiration.

Les bienfaits du sommeil

Le but recherché par Joseph Pilates était de permettre à tout un chacun d'accéder, grâce à ses exercices, au bien-être physique et mental. Si, aujourd'hui, nombre de professeurs vantent les bienfaits de la méthode sur le corps, ils oublient souvent de parler des conséquences que certains exercices peuvent avoir sur la qualité du sommeil. En effet, une personne qui est fatiguée parce qu'elle vient de pratiquer une activité physique dormira mieux qu'une personne ayant eu une activité cérébrale intense. Et inversement, il est indispensable de dormir suffisamment (un adulte a, en moyenne, besoin de sept heures de sommeil par nuit) pour soumettre votre corps à une activité physique.

PLANIFIER SES SÉANCES

Le programme proposé ci-après vous permet de travailler les exercices de base jour après jour durant une semaine (sept exercices par séance) afin que de développer vos aptitudes et votre force. Les séances commencent toujours par des exercices respiratoires et des exercices basés sur l'alignement du corps. S'ensuivent des exercices de mobilisation et d'étirement. Chaque séance se termine par un exercice de relaxation. Si vous ne suivez pas le programme à la lettre, veillez toutefois à respecter un certain équilibre : flexion/extension, étirement/renforcement musculaire.

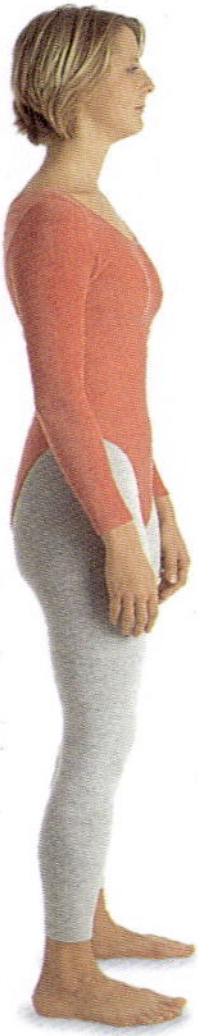

Jour	Groupe 1	Groupe 2	Groupe 3
1	Alignement du corps (p. 50) et exercices respiratoires (p. 62)	Mouvements de la tête et du cou (p. 74). Mobilisation des épaules (p. 78)	Élévation du bassin (p. 86)
2	Alignement du corps (p. 50) et exercices respiratoires (p. 62)	Mouvements de la tête et du cou (p. 74). Mobilisation des épaules (p. 78)	Ouverture latérale du genou (p. 94)
3	Alignement du corps (p. 50) et exercices respiratoires (p. 62)	Mouvements de la tête et du cou (p. 74). Mobilisation des épaules (p. 78)	Contractions des adducteurs (p. 82)
4	Posture dynamique debout (p. 126) et exercices respiratoires (p. 62)	Mouvements de la tête et du cou (p. 74). Cambrure du pied et flexion des orteils (p. 135)	Assouplissement et étirement du pied (p. 138)
5	Alignement du corps (p. 50) et exercices respiratoires (p. 62)	Mouvements de la tête et du cou (p. 74). Mobilisation des épaules (p. 78)	Élévation du bassin (p. 86)
6	Alignement du corps (p. 50) et exercices respiratoires (p. 62)	Mouvements de la tête et du cou (p. 74). Mobilisation des épaules (p. 78)	Ouverture latérale du genou (p. 94)
7	Posture dynamique debout (p. 126) et exercices respiratoires (p. 62)	Mouvements de la tête et du cou (p. 74). Cambrure du pied et flexion des orteils (p. 135)	Mouvements circulaires des chevilles, pointe de pied tendue et flexion du pied (p. 134)

Conseils pratiques

Si vous ressentez de la fatigue, reportez la séance ou contentez-vous d'effectuer des exercices basés sur la mobilisation ou l'étirement de certaines parties du corps. Si vous trouvez que les exercices sont trop difficiles, vérifiez que vous respectez bien les principes fondamentaux. Si votre emploi du temps ne vous permet pas de faire des exercices chaque jour, pas de panique ! Vous progresserez plus lentement, c'est tout.

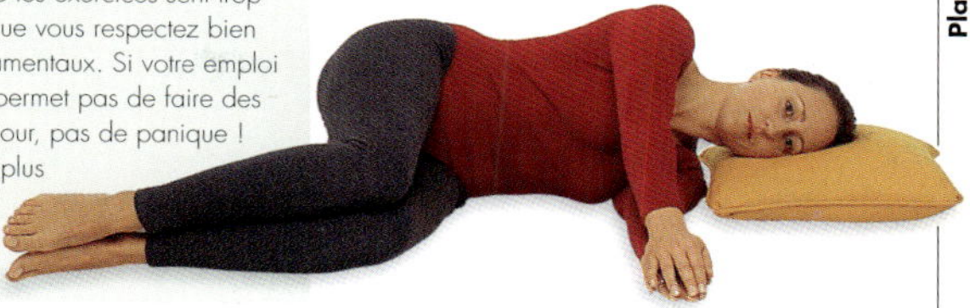

Groupe 4	Groupe 5	Groupe 6	Groupe 7
Renforcement des abdominaux (p. 102)	Étirement du dos (p. 106) et position de repos (p. 122)	Étirement (à genoux) (p. 118). Étirement des ischio-jambiers (p. 98)	Ouverture de la poitrine (p. 202)
Rotations des hanches (p. 50)	Contractions des adducteurs (allongé(e) sur le ventre) (p. 114)	Étirement (à genoux) (p. 118). Étirement des ischio-jambiers (p. 98)	Étirement complet du corps (p. 206)
Renforcement des abdominaux (p. 102)	Étirement du dos (p. 106) et position de repos (p. 122)	Étirement (à genoux) (p. 118). Étirement des ischio-jambiers (p. 98)	Flexion avant (p. 130)
Flexion avant (p. 130)	Mouvements circulaires des chevilles, pointe de pied tendue et flexion du pied (p. 134)	Étirement (à genoux) (p. 118). Étirement des ischio-jambiers (p. 98)	Étirement complet du corps (p. 206)
Rotations des hanches (p. 50)	Étirement du dos (p. 106) et position de repos (p. 122)	Étirement (à genoux) (p. 118). Étirement des ischio-jambiers (p. 98)	Ouverture de la poitrine (p. 202)
Renforcement des abdominaux (p. 102)	Étirement des jambes (allongé(e) sur le ventre) (p. 110)	Étirement (à genoux) (p. 118). Étirement des ischio-jambiers (p. 98)	Exercice respiratoire en position de repos (p. 122)
Ouverture latérale du genou (p. 94)	Contractions des adducteurs (allongé(e) sur le ventre) (p. 114)	Étirement (à genoux) (p. 118). Étirement des ischio-jambiers (p. 98)	Flexion avant (p. 130)

À chacun son programme

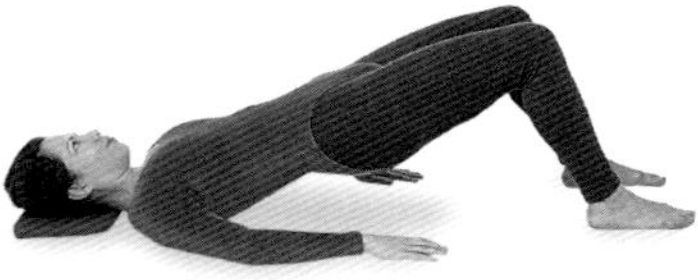

S'autodiscipliner
Même si la motivation vous fait parfois défaut, essayez de pratiquer le plus régulièrement possible.

Le programme proposé aux pages 66 et 67 est basé sur une séance quotidienne, sept jours sur sept. Si, du fait de votre emploi du temps, vous ne pratiquez qu'un jour sur deux, n'ayez aucune inquiétude. Les exercices seront tout autant bénéfiques mais vous progresserez plus lentement, ce qui n'est pas grave en soi. Répétez une même séance deux semaines consécutives.

Des séances plus longues

Nous vous proposons volontairement des séances relativement courtes car l'emploi du temps de chacun est souvent chargé. Si vous avez suffisamment de temps et d'énergie pour faire des séances plus longues, vous pouvez ajouter des exercices, à condition toutefois que les séances soient équilibrées, que vous restiez à l'écoute de votre corps et que vous n'alliez pas au-delà de vos limites. Nous vous recommandons cependant de travailler un même programme deux semaines consécutives afin que votre corps intègre chaque mouvement et que les exercices vous soient profitables.

Progresser régulièrement

Au terme de ces deux semaines, voyez si vous avez progressé. Reportez-vous à la page 140 et si les résultats sont concluants, vous pourrez alors envisager de modifier votre programme en ajoutant un exercice complémentaire (voir encadré page ci-contre, en haut) par séance. Lorsque vous maîtriserez un exercice de base, vous pourrez y ajouter certains éléments (voir page ci-contre, en bas). Une fois encore, ne brûlez pas les étapes et travaillez progressivement en introduisant un seul élément nouveau par séance.

Exercices complémentaires

Lorsque vous maîtriserez les exercices de base, vous pourrez compléter vos séances avec les exercices ci-dessous :

Exercice respiratoire en quadrupédie (p. 146)

Rotations des hanches, genou fléchi (p. 162)

Rotations des épaules, bras tendus (p. 186)

Rotations des épaules, dos incliné et droit (p. 190)

Flexions latérales et rotations du tronc (position assise) (p. 194)

Battements de jambes (p. 198)

Pour progresser à son rythme

Exercice de base	Progression
Élévation du bassin (p. 86)	Élévation du bassin, les bras tendus au-dessus de la tête (p. 151)
Renforcement des abdominaux (p. 102)	Renforcement des abdominaux, bras tendus (p. 166) Renforcement des abdominaux, jambes levées (p. 170) Renforcement des abdominaux, bras et jambes opposés (p. 174)
Étirement du dos (p. 106)	Étirement du dos et contraction des adducteurs (p 182)
Rotations des hanches (p. 50)	Rotations des hanches, genoux groupés (p. 154)
Étirement des jambes (allongé(e) sur le ventre) p. 110)	Étirement des jambes et des bras opposés (allongé(e) sur le ventre) (p. 178)
Contraction des adducteurs (p. 114)	Étirement du dos et contraction des adducteurs (p 182)
Flexion avant (p. 130)	Rotations des épaules, dos incliné et droit (p. 190)
Étirement des ischio-jambiers (p. 98)	Étirement des ischio-jambiers (position assise) (p. 158)

EXERCICES DE BASE

Dans ce chapitre, les débutants trouveront toutes les informations sur les exercices de base qui leur permettront de s'échauffer et de se familiariser avec certaines techniques indispensables pour réaliser des mouvements plus complexes destinés à tonifier et réaligner le corps. Vous ne maîtriserez pas ces exercices du jour au lendemain, attendez-vous plutôt à devoir travailler plusieurs semaines avant de les effectuer avec aisance. Veillez à ne pas répéter les mêmes mouvements au détriment d'autres tout aussi importants. Selon vos aptitudes, certains vous sembleront faciles alors que d'autres vous paraîtront plus compliqués. Quoi qu'il en soit, lisez attentivement nos recommandations page 36.

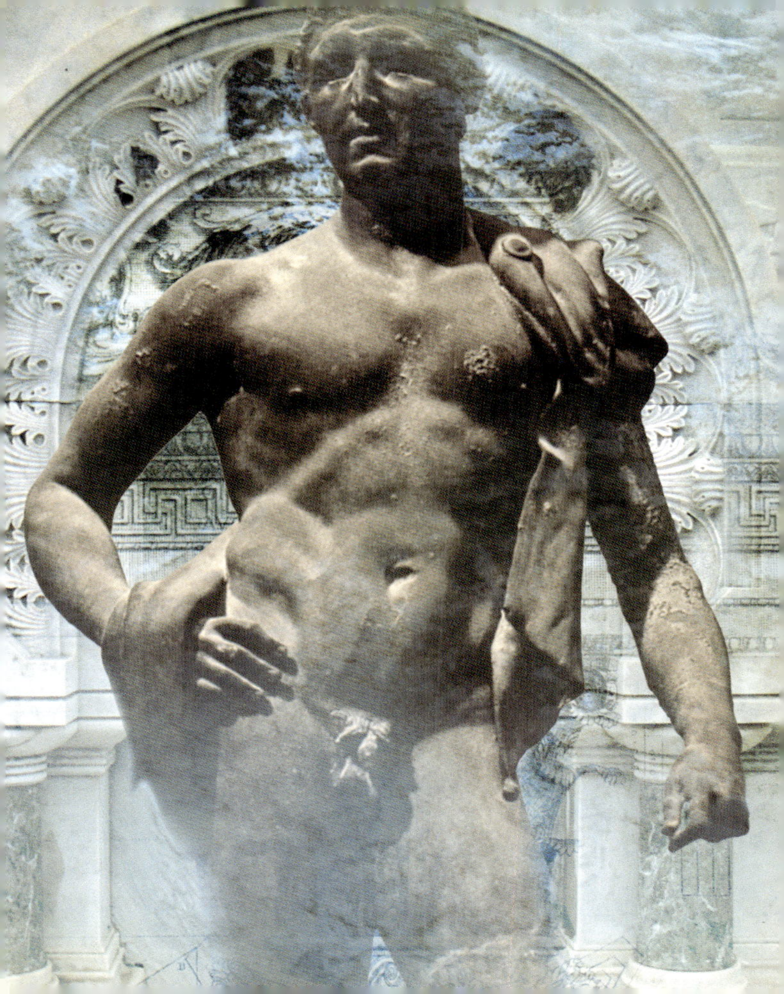

Mobiliser les muscles du cou

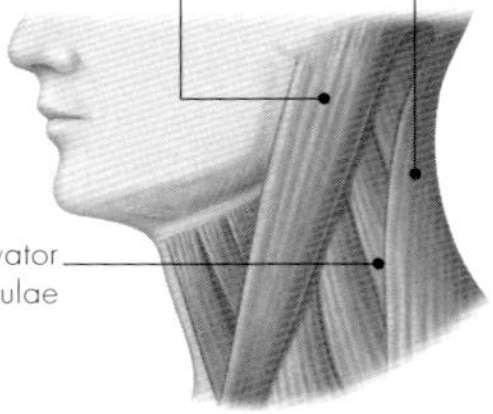

Les principaux muscles
Le cou est soutenu et mobilisé par les muscles qui relient le crâne, les vertèbres, les clavicules et les omoplates.

Nombre d'exercices de la méthode Pilates étirent le cou qui doit supporter le poids de la tête afin qu'elle soit parfaitement équilibrée. Un cou étiré embellit la silhouette, élimine les tensions dans les muscles et les os (vertèbres cervicales) et favorise l'alignement de la colonne vertébrale.

Les muscles du cou

Les muscles qui permettent au cou de bouger sont :

- Le muscle sterno-cléido-mastoïdien, qui va de l'oreille à la base de la face antérieure du cou. C'est grâce à ce muscle que vous pouvez tourner la tête et la pencher en avant.
- Le trapèze, dont l'une des extrémités est fixée en haut de la colonne vertébrale tandis que l'autre est attachée à l'omoplate. Sans ce muscle, vous ne pourriez pas lever l'épaule.
- Le levator scapulae est fixé, d'une part, sur les vertèbres cervicales et, d'autre part, sur l'omoplate qu'il stabilise lorsque le bras bouge.

La raideur du cou

Si vous avez un travail stressant et/ou sédentaire, les muscles de votre cou auront tendance à se tendre et se raidir. Avec l'anxiété ou la concentration, vos épaules se rapprochent des oreilles, créant ainsi une tension dans le cou qui se traduit par un dos arrondi, des maux de tête à répétition et des douleurs dorsales. Mobiliser les muscles de votre cou vous aide à éliminer cette tension et les maux qui en découlent. Lorsque les muscles de votre cou sont relâchés, vous adoptez une meilleure posture et les douleurs s'estompent.

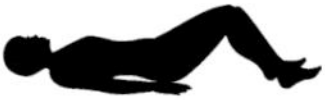

Relâcher les muscles du cou

Pour que les muscles du cou travaillent correctement, toutes les tensions risquant de restreindre ou d'entraver la liberté des mouvements doivent être éliminées. Les exercices présentés ci-après se pratiquent dans la position allongée sur le dos. En effet, il est plus facile d'étirer et de mobiliser les muscles du cou lorsqu'ils n'ont pas à supporter le poids de la tête. Restez concentré(e) pendant toute la durée des exercices et contrôlez chaque mouvement. Ne bougez jamais votre tête ni votre cou de manière brusque car vous risqueriez d'abîmer les articulations et les disques intervertébraux.

Mise en garde

Si, au cours d'un exercice, vous ressentez un vertige, une douleur, un engourdissement ou un fourmillement dans le bras ou la main lorsque vous bougez le cou, cessez immédiatement et consultez un médecin. En effet, un nerf ou un vaisseau sanguin peuvent être comprimés.

ROTATIONS DE LA TÊTE ET DU COU

Ces mouvements qui demandent peu d'efforts vous permettent de vous relaxer avant d'entreprendre des exercices plus complexes. Allongez-vous sur le dos, trouvez la position neutre de votre bassin, détendez-vous puis suivez les instructions ci-après. Restez concentré(e) du début à la fin de l'exercice en prenant conscience des différentes parties de votre corps. Pour que l'exercice soit aussi bénéfique que possible, contrôlez votre respiration qui doit être calme et profonde.

1 *Allongé(e) sur le dos (voir pages 48-51), regardez le plafond et respirez naturellement. Concentrez-vous afin de relâcher les muscles de votre cou.*

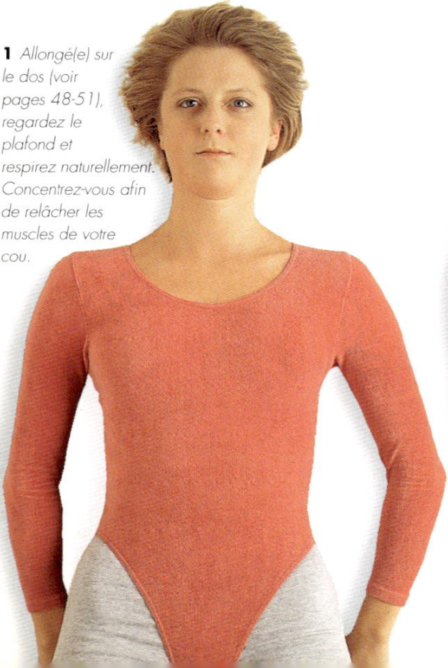

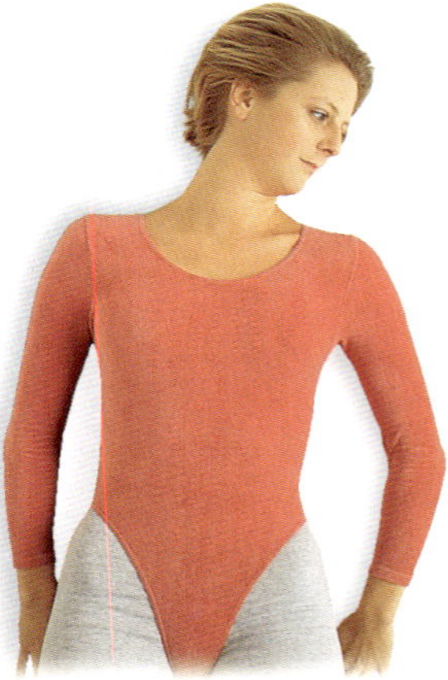

2 *Tournez doucement la tête vers la droite. Le poids de la tête entraîne votre cou. Revenez à la position initiale. Attendez quelques secondes et tournez la tête vers la gauche. Répétez l'exercice cinq fois.*

3 *Revenez à la position initiale et levez le menton afin de basculer la tête vers l'arrière.*

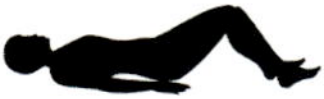

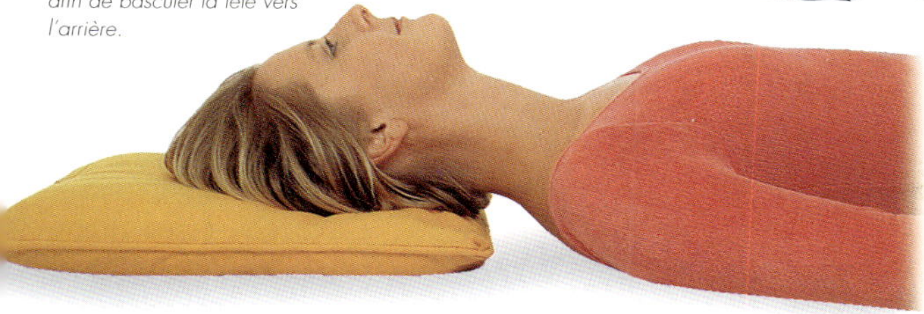

4 *Amenez ensuite le menton vers la poitrine. Vous sentez un léger étirement dans la nuque. Répétez lentement le mouvement (étapes 3 et 4) cinq fois.*

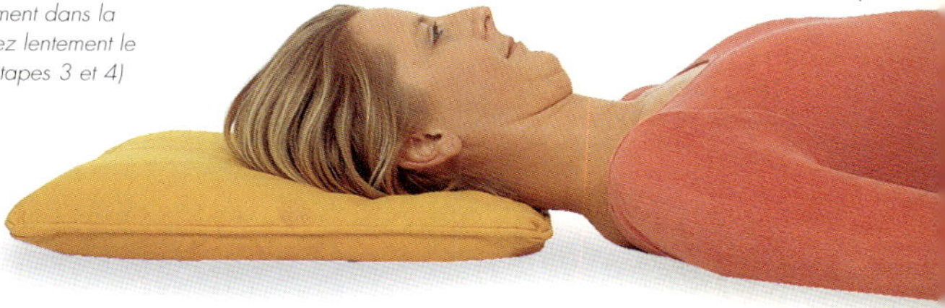

5 *Revenez à la position initiale et respirez naturellement quelques instants.*

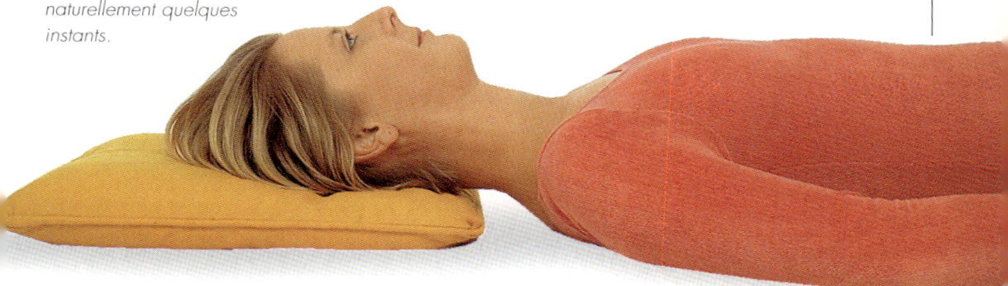

Décontracter les épaules

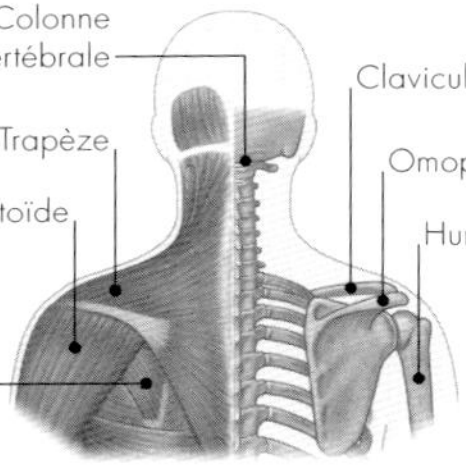

L'épaule

Les muscles qui permettent à l'épaule de bouger sont fixés sur la colonne vertébrale, l'omoplate, la clavicule et/ou l'os du bras (humérus).

Une fois que les muscles du cou sont parfaitement relâchés, essayez de décontracter et de réaligner vos épaules. Comme vous l'avez vu précédemment, le cou et les épaules sont souvent très tendus. Les états d'anxiété, de stress émotionnel engendrent des contractions musculaires au niveau des épaules. Par conséquent, les muscles deviennent plus courts, ce qui déséquilibre le haut du corps. Quand les épaules sont voûtées, la capacité respiratoire est réduite car la poitrine a du mal à s'ouvrir. Au stress viennent s'ajouter les mauvaises habitudes. De longues heures durant lesquelles vous êtes assis(e) à votre bureau, le dos rond, un sac à provisions ou un attaché-case trop lourd que vous tenez toujours dans la même main sont autant de facteurs qui empêchent votre torse et vos bras de bouger librement. Si vous avez conscience de votre mauvaise posture, sachez qu'il n'est jamais trop tard pour vous corriger et réaligner vos épaules.

Éliminer les tensions dans les épaules

Nombre d'exercices de la méthode Pilates vous aident à garder les épaules baissées et alignées afin que votre colonne vertébrale soit, de la nuque au bassin, parfaitement droite. De ce fait, la cage thoracique n'est plus comprimée, vos poumons ont plus d'espace et votre capacité respiratoire s'en trouve augmentée. Lorsque, grâce à des exercices précis, toutes les tensions au niveau des épaules disparaissent, les bras peuvent bouger plus librement et faire des mouvements plus amples.

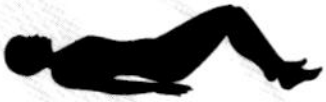

Rester vigilant(e)

Lorsque vous vous regardez dans un miroir, il vous est facile de voir si vos épaules sont alignées ou si l'une est plus haute que l'autre ou encore si elles sont droites ou voûtées. Pour éliminer les tensions qui bloquent cette partie du corps, il suffit parfois de faire quelques haussements d'épaules. La position des omoplates est plus difficile à contrôler que celle des épaules. Si vous êtes crispé(e), vos omoplates ont tendance à remonter en arrière et vous êtes alors voûté(e). Lorsque vous réalignez vos épaules, essayez de faire « glisser » vos omoplates vers la taille. Pensez-y et corrigez-vous dès que vous vous apercevez que vos omoplates sont mal positionnées. Dans un premier temps, vous serez obligé(e) de vérifier votre posture dans un miroir puis, peu à peu, vous sentirez que vos omoplates sont remontées et vous pourrez agir immédiatement. N'oubliez pas que l'image que l'on a de vous dépend en grande partie de votre silhouette, alors prenez garde !

MOBILISATION DES ÉPAULES

La première phase de l'exercice ci-après consiste à étirer les bras à la verticale puis à les baisser afin d'éliminer les tensions susceptibles de bloquer les épaules. S'ensuit un étirement plus prononcé avec les bras tendus au-dessus de la tête. Pendant toute la durée de l'exercice, vous êtes allongé(e) sur le dos. Votre corps étant au repos, vous pouvez vous concentrer sur vos épaules. Si vous le souhaitez, glissez un oreiller ou une serviette pliée sous votre tête.

1 *Vous êtes allongé(e) sur le dos (voir pages 48-51), les bras le long du corps. Visualisez votre corps qui est parfaitement étiré de la tête aux orteils. Inspirez (voir page 60) puis expirez en levant les bras à la verticale. Les paumes sont tournées l'une vers l'autre. Tendez les bras comme si vous vouliez toucher le plafond mais ne bloquez pas vos coudes.*

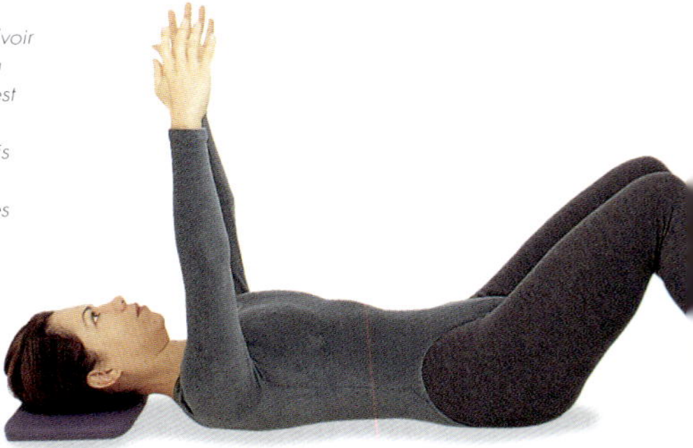

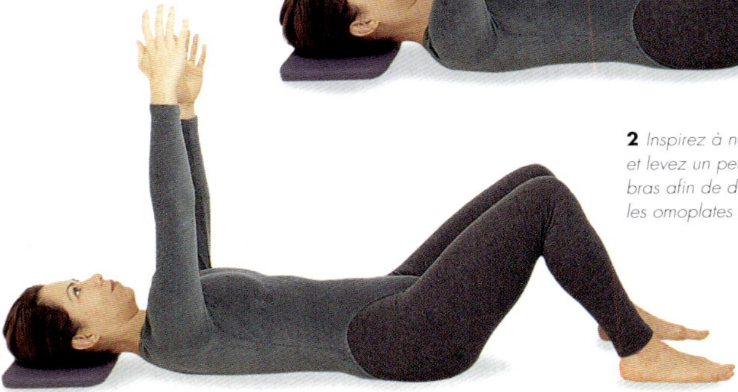

2 *Inspirez à nouveau et levez un peu plus un bras afin de décoller les omoplates du sol.*

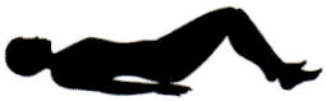

3 *Expirez et laissez une omoplate revenir sur le sol mais gardez toujours les bras à la verticale. Vous êtes conscient(e) que la position de votre épaule a changé. Répétez l'exercice avec l'autre bras puis faites cinq séries en alternant la position des bras.*

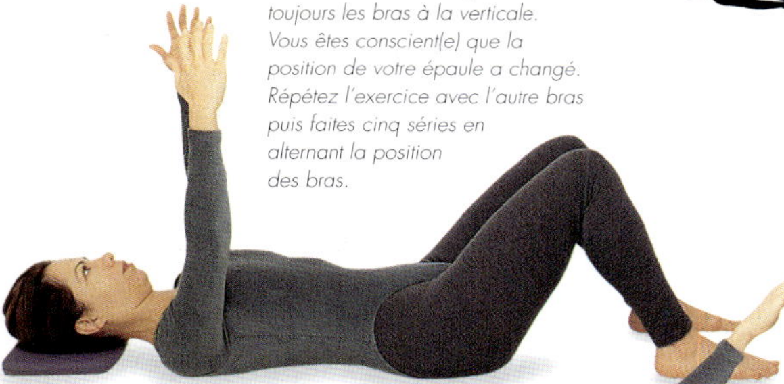

4 *Revenez à la position initiale. Inspirez et contractez les muscles du centre. d'énergie. Expirez en levant un bras au-dessus de votre tête sans bloquer le coude.*

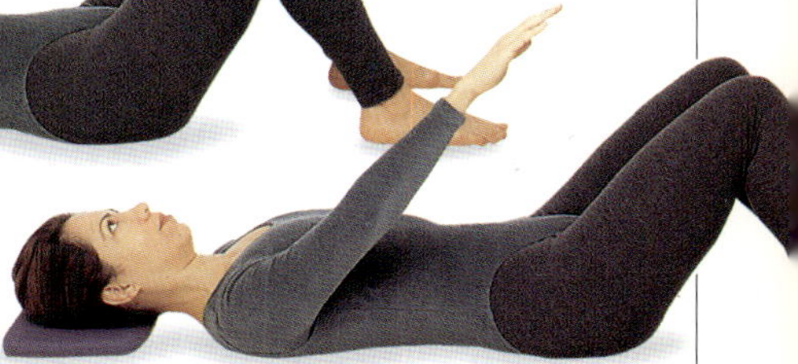

5 *Tendez le bras le plus loin possible sans cambrer le haut du dos – ce qui est le plus difficile pour les débutants. Vos côtes et vos omoplates sont « tirées » vers la taille. Inspirez et ramenez le bras le long du corps. Si vous ressentez une douleur dans le bras au moment où il touche le sol, glissez un coussin sous votre tête qui le soutiendra à la fin du mouvement. Reposez-vous quelques instants en respirant naturellement puis répétez l'exercice avec l'autre bras. Faites cinq séries en alternant la position des bras.*

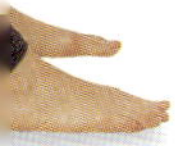

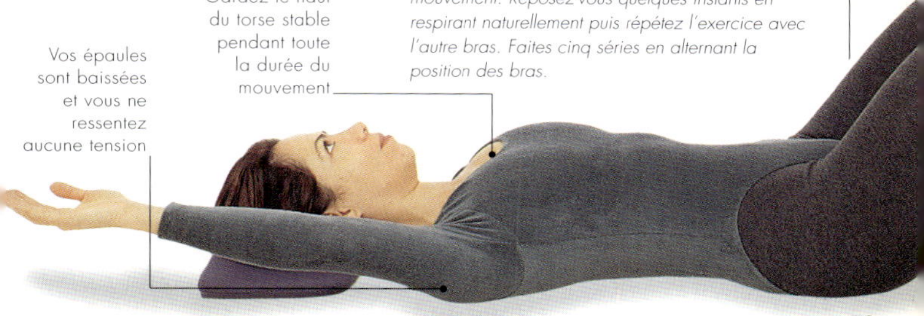

Isoler les muscles adducteurs

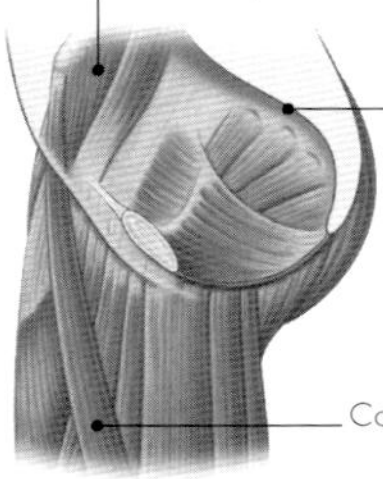

Les muscles adducteurs

Ces muscles qui permettent à la jambe de bouger doivent être souples et robustes.

Apprendre à identifier les différents groupes de muscles et comprendre leur fonctionnement est l'un des aspects les plus importants de la méthode Pilates connu sous le nom d'isolation. La majorité d'entre nous ne savent absolument pas quels muscles travaillent lorsqu'ils font un mouvement. Nous effectuons la plupart de nos mouvements par réflexe sans nous poser la moindre question. De ce fait, les muscles utilisés pour un mouvement donné ne sont pas toujours les plus efficaces. Par ailleurs, certains muscles sont sollicités sans raison, ce qui crée des tensions ou une fatigue inutile. Grâce à la méthode Pilates, vous prendrez peu à peu conscience des différents mouvements qu'effectue votre corps. Vous apprendrez à contrôler chacun d'eux en utilisant les muscles appropriés. Vos mouvements seront alors plus gracieux, plus fluides et les risques de blessure seront considérablement diminués.

Au fil du temps, vous découvrirez combien il est important de contrôler son corps – et ce quels que soient les mouvements effectués – et d'en comprendre les différents mécanismes.

Les adducteurs et les muscles pelviens

Parmi les groupes de muscles que nous contrôlons le moins et que, par conséquent, nous n'utilisons pas comme il se doit, figurent les adducteurs et les muscles pelviens. Lorsqu'il nous faut les solliciter, la plupart d'entre nous contractent en même temps les fessiers. La colonne

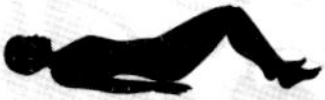

vertébrale n'est plus étirée et le bassin n'est plus stable. L'exercice présenté aux pages 82 et 83 a pour but de vous apprendre à solliciter ces muscles pelviens qui sont trop souvent oubliés. Cet exercice, qui présente une certaine difficulté pour les débutants, demande de la concentration d'une part et une prise de conscience de son corps d'autre part. Les muscles de la partie inférieure du centre d'énergie sont fortement sollicités. Si vous n'avez jamais pratiqué la méthode Pilates auparavant, vous vous apercevrez qu'au cours d'un exercice, des tensions se font souvent ressentir dans le haut du dos et dans les épaules. Tout au long de l'exercice, vous devrez impérativement vous assurer qu'il n'existe aucune tension dans le haut du corps, les épaules, la mâchoire inférieure et le cou (voir page 77). L'aine et la face antérieure de la cuisse doivent, elles aussi, rester souples et détendues au cours de l'exercice. Dans le cas contraire, concentrez-vous pour éliminer ces tensions.

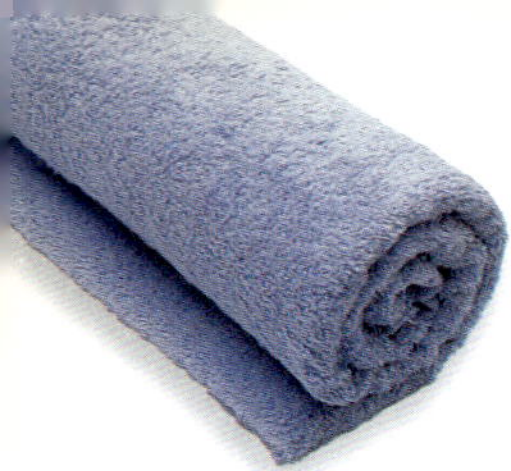

Une serviette roulée

Si vous n'avez pas de coussin à portée de la main, une serviette roulée fera l'affaire.

CONTRACTIONS DES ADDUCTEURS

Pour cet exercice, vous avez besoin d'un petit coussin ou d'une serviette de toilette roulée que vous serrerez entre vos genoux. Allongez-vous sur le dos et trouvez la position neutre de votre bassin (voir pages 48-51). Les omoplates sont tirées vers le bas du dos. Votre colonne vertébrale est parfaitement droite. Si l'exercice semble, *a priori*, facile, il vous faudra un peu de temps pour savoir solliciter et contrôler les muscles adéquats. Vérifiez votre posture au début de chaque série et veillez à ce qu'il n'y ait aucune tension, ni dans le haut du dos ni dans les fesses.

1 *Vous êtes allongé(e) sur le dos (voir pages 48-51), les genoux fléchis, les pieds joints à plat sur le sol. Mettez un coussin ou une serviette roulée entre vos genoux.*

2 *Inspirez puis en expirant, contractez les muscles pelviens. Votre ventre se creuse. Serrez le coussin entre vos genoux en sollicitant uniquement les adducteurs. Maintenez la position pendant 10 secondes sans cesser d'expirer. Répétez l'exercice six fois.*

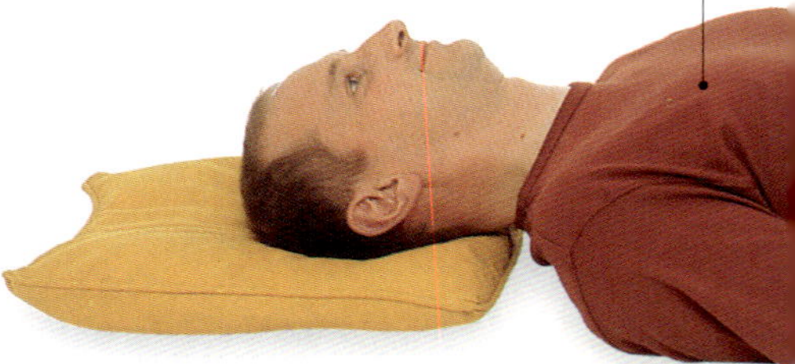

Genoux et pieds joints

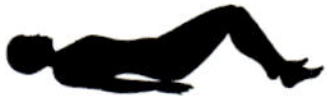

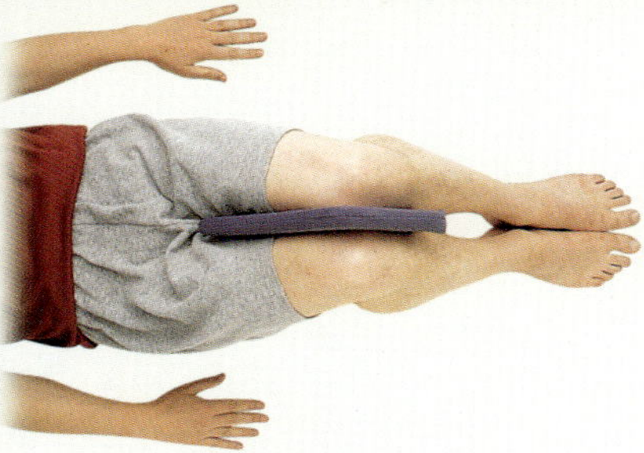

Vus de dessus, vos genoux, vos chevilles et vos pieds sont collés. Vos jambes doivent être parfaitement alignées du début à la fin de l'exercice afin que votre bassin reste stable.

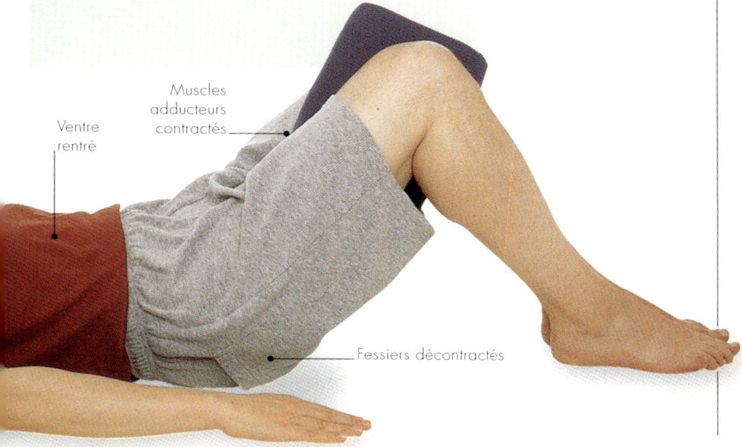

Mobiliser le bas du dos

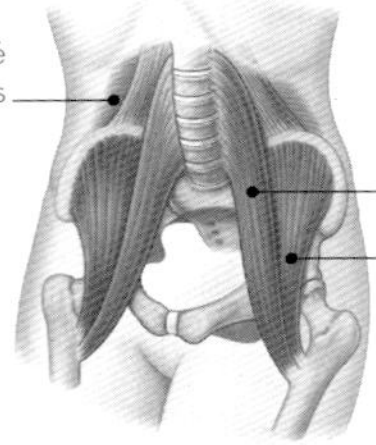

Les muscles abdominaux
Nombre d'exercices de la méthode Pilates visent à renforcer ces muscles.

Chez les adultes, la colonne vertébrale est beaucoup moins mobile que chez les enfants. Du fait d'un mode de vie sédentaire et d'un manque d'activités physiques, les muscles et les ligaments du dos perdent de leur souplesse. Cette raideur augmente les risques de blessures et favorise les douleurs dorsales chroniques. Par ailleurs, nombre de sportifs ou de personnes ayant un travail physique, utilisent mal leurs muscles, créant ainsi des tensions qui se traduisent souvent par des douleurs récurrentes.

Des abdominaux faibles, un dos fragile

Certains mouvements de la colonne vertébrale manquent d'amplitude car la sangle abdominale est peu tonique. Les abdominaux ont pour rôle de protéger la colonne vertébrale lorsque vous bougez, que vous êtes debout ou assis. C'est pourquoi les exercices de la méthode Pilates destinés à soulager le dos sollicitent toujours les abdominaux et les autres muscles du centre d'énergie.

Élévations du bassin

Les pages 50 et 51 vous ont appris à trouver la position neutre de votre bassin et à aligner votre colonne vertébrale. Or, si votre bassin et le bas de votre dos ne sont pas alignés, vous ne pourrez pas faire l'exercice des

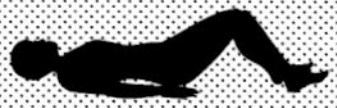

pages 86 et 87. Dans un premier temps, trouvez la position neutre de votre bassin qui, rappelons-le, varie en fonction de chacun. Apprenez ensuite à solliciter les muscles du centre d'énergie afin de garder cette position lorsque vous effectuerez les différents mouvements. Pour ce faire, suivez attentivement nos instructions et augmentez progressivement le nombre de séries. Ne vous précipitez pas et prenez le temps qui vous sera nécessaire pour maîtriser chacun des exercices de base. Mieux vaut faire un seul exercice correctement qu'en faire plusieurs mal.

La visualisation au service de tous

Rappelez-vous que visualiser les différentes parties de votre corps peut vous aider à réaliser certains exercices assez complexes. Selon votre personnalité, vous ferez référence à des images qui vous seront propres (voir page 58). Pour l'exercice des pages 86 et 87, trouvez l'image qui vous inspire le plus et concentrez-vous dessus.

ÉLÉVATION DU BASSIN

Même si vous pratiquez depuis longtemps la méthode Pilates, il est toujours bon de revenir de temps à autre aux exercices de base. Tout au long de cet ouvrage, vous serez notamment amené(e) à vérifier l'alignement de votre bassin et de votre colonne vertébrale. L'exercice ci-après vous apprend à garder la position neutre du bassin et à tonifier les muscles du centre d'énergie qui permettent de maintenir cet alignement, que vous effectuiez un mouvement ou que vous soyez statique. Dans cet exercice, le corps est parfaitement équilibré. La colonne vertébrale est droite et mobile.

1 *Vous êtes allongé(e) sur le dos, les genoux fléchis, les pieds à plat sur le sol et à l'écartement des hanches. Les bras sont le long du corps.*

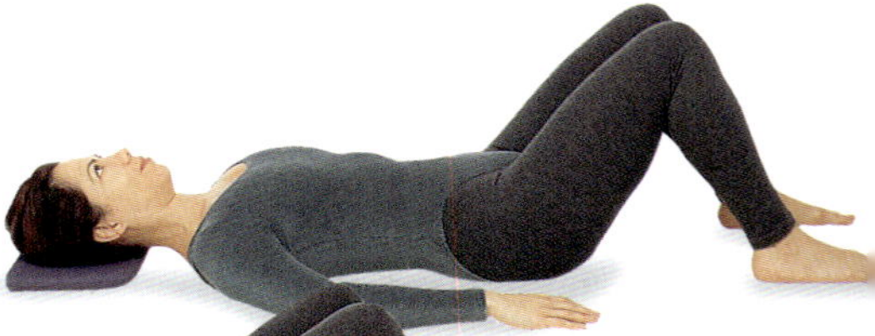

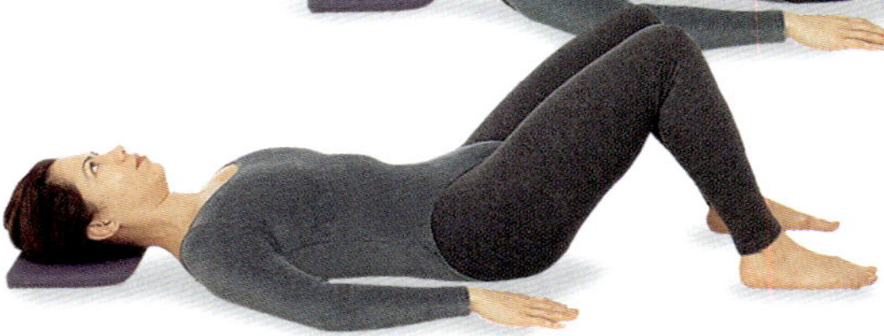

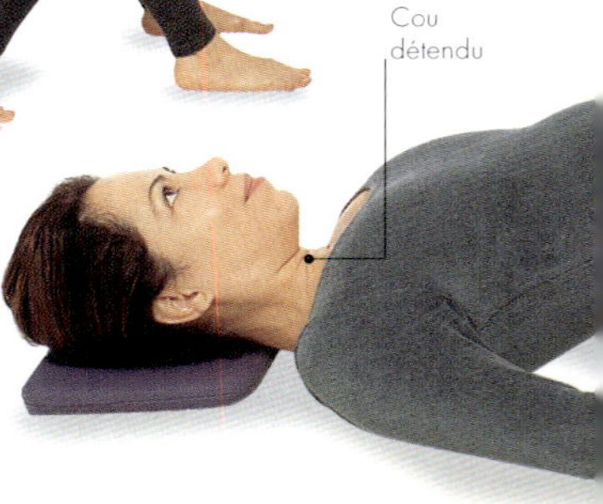

2 *Inspirez. Puis en expirant, basculez le bassin vers le haut. Le bas du dos est collé au sol et le pubis pointe vers le plafond. Contractez les muscles pelviens et abdominaux.*

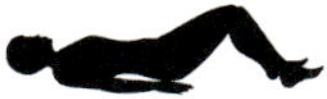

3 *Expirez et basculez le bassin vers le sol afin d'accentuer la courbe naturelle du bas du dos. Les muscles pelviens et abdominaux sont toujours contractés. Revenez à la position initiale et répétez l'exercice plusieurs fois en retrouvant toujours la position neutre de votre bassin.*

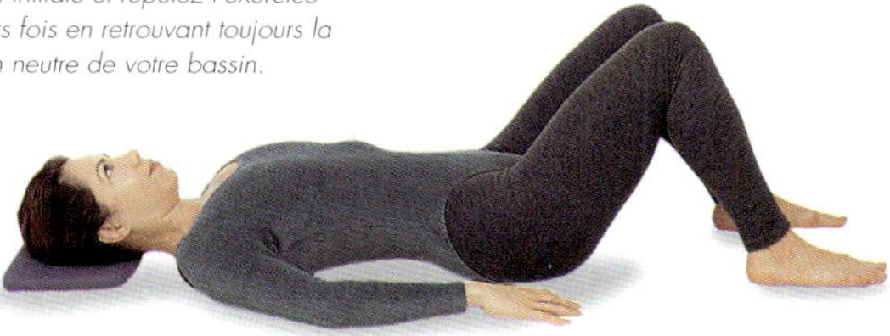

4 *Revenez à la position de départ. Inspirez puis en expirant, contractez les muscles pelviens. Creusez votre ventre de manière à décoller le coccyx du sol. Pour plus de facilité, visualisez chacune de vos vertèbres (du coccyx vers le haut du dos) au moment où elles détachent du sol. Les adducteurs sont relâchés. Le poids du corps est également réparti sur les deux pieds.*

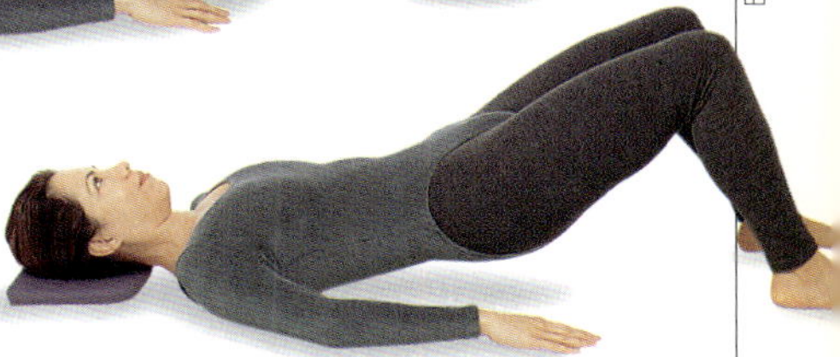

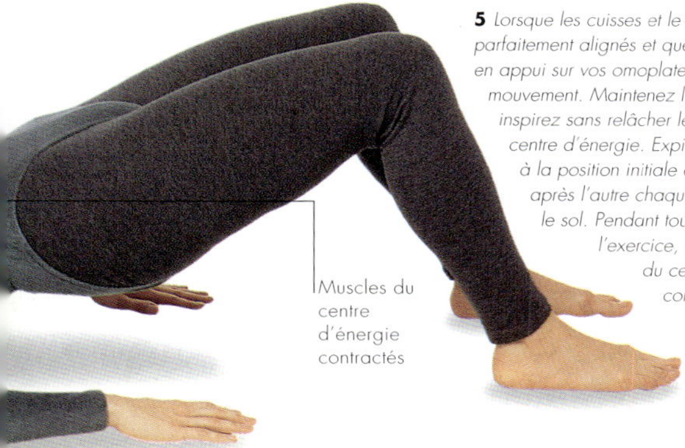

5 *Lorsque les cuisses et le torse sont parfaitement alignés et que vous êtes en appui sur vos omoplates, stoppez le mouvement. Maintenez la position puis inspirez sans relâcher les muscles du centre d'énergie. Expirez et revenez à la position initiale en posant l'une après l'autre chaque vertèbre sur le sol. Pendant toute la durée de l'exercice, ce sont les muscles du centre d'énergie qui contrôlent votre corps.*

Faire pivoter la colonne vertébrale

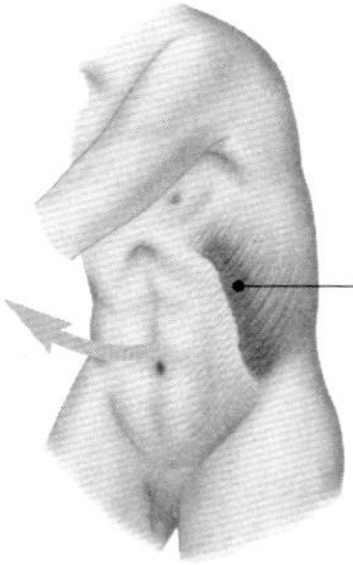

Affiner et tonifier la taille
Solliciter les muscles obliques externes affine et tonifie la taille.

Dans l'exercice présenté aux pages 86 et 87, l'accent est mis sur la mobilisation du bas de la colonne vertébrale. Grâce aux flexions et aux extensions, la colonne vertébrale s'assouplit et se tonifie ; elle peut également faire des mouvements latéraux ou des rotations (voir ci-dessus). Si le mouvement est bien exécuté, le haut du corps se tourne vers la droite puis vers la gauche alors que le bassin reste stable.

Les bienfaits des rotations

Le mouvement doit être parfaitement contrôlé. En effet, si la rotation est trop importante – ce qui arrive lorsque les muscles du centre d'énergie ne sont pas suffisamment toniques – vous risquez de vous faire mal au dos. Si vous n'avez jamais appris à ménager votre colonne vertébrale grâce à vos abdominaux, les mouvements les plus ordinaires – vous tourner pour soulever un sac à provisions ou prendre un verre sur une étagère – créeront des tensions. Ne négligez pas les exercices basés sur la rotation de la colonne vertébrale car ils éliminent les tensions dans le milieu du dos et étirent les muscles sur les côtés et au niveau de la taille qui sont comprimés lorsque vous restez assis(e) plusieurs heures. Dès que vous ressentez une douleur ou une raideur dans le dos, faites ces exercices qui vous soulageront instantanément et assoupliront votre colonne vertébrale.

De nombreux effets salutaires

La majorité des exercices présentés dans cet ouvrage ont des effets

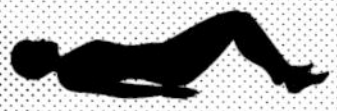

salutaires sur différentes parties du corps. La rotation de la colonne vertébrale n'échappe pas à cette règle. En effet, alors que le dos est mobilisé et étiré, les abdominaux obliques qui d'ordinaire sont peu sollicités, doivent contrôler les mouvements du bassin. Plus ces muscles sont robustes, plus il vous sera facile de stabiliser le haut du torse lorsque vous bougerez la partie du corps en dessous de la taille, de gauche à droite.

Une silhouette élancée

Les exercices basés sur la rotation de la colonne vertébrale étirent et tonifient les muscles obliques, ce qui allonge et affine la taille. Le bas de la colonne vertébrale est moins comprimé et, au fil du temps, la silhouette est plus élancée. Si vous avez un problème de dos, ne pratiquez pas cet exercice sans avoir consulté un médecin.

ROTATIONS DES HANCHES

Ne vous fiez pas aux apparences ! Cet exercice est plus difficile qu'il n'y paraît. Peu importe que vous rapprochiez vos genoux le plus près possible du sol, le principal étant de contrôler le mouvement de votre bassin en veillant à ce que le haut du corps reste stable. Du début à la fin de l'exercice, vérifiez que vos genoux et vos chevilles sont serrés (imaginez qu'ils forment un bloc indissociable), que vos épaules sont collées au sol et que les muscles du centre d'énergie sont contractés.

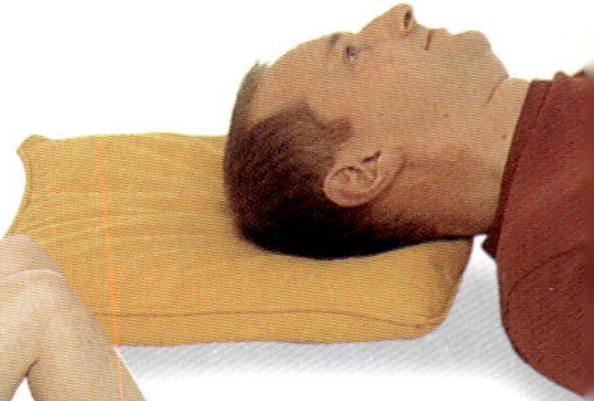

1 *Vous êtes allongé(e) sur le sol (voir pages 48-51), les genoux fléchis, les pieds à plat sur le sol et à l'écartement des hanches. Les bras sont dégagés du torse.*

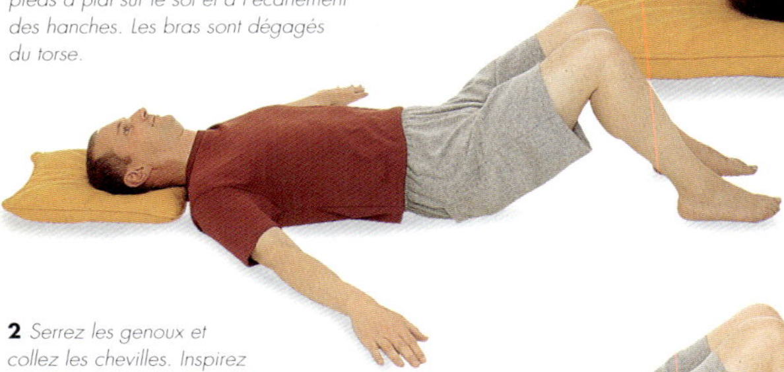

2 *Serrez les genoux et collez les chevilles. Inspirez et contractez les muscles du centre d'énergie. Votre ventre se creuse.*

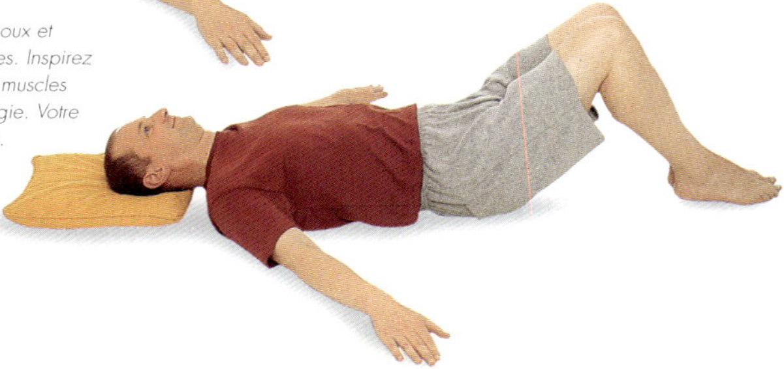

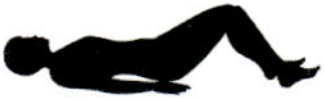

3 *En expirant, sollicitez vos abdominaux pour décoller la hanche gauche du sol et basculer les genoux sur la droite. Les genoux et les chevilles restent collés. Gardez le bord externe du pied droit sur le sol tandis que le pied gauche est levé. Les épaules sont en appui sur le sol. Maintenez la position jusqu'à ce que l'épaule gauche se soulève.*

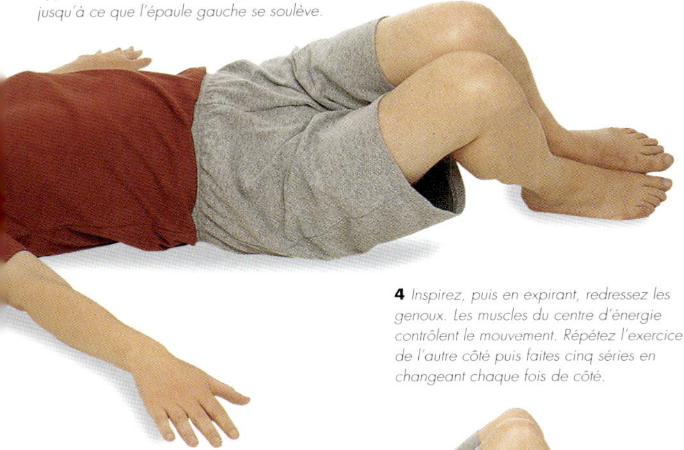

4 *Inspirez, puis en expirant, redressez les genoux. Les muscles du centre d'énergie contrôlent le mouvement. Répétez l'exercice de l'autre côté puis faites cinq séries en changeant chaque fois de côté.*

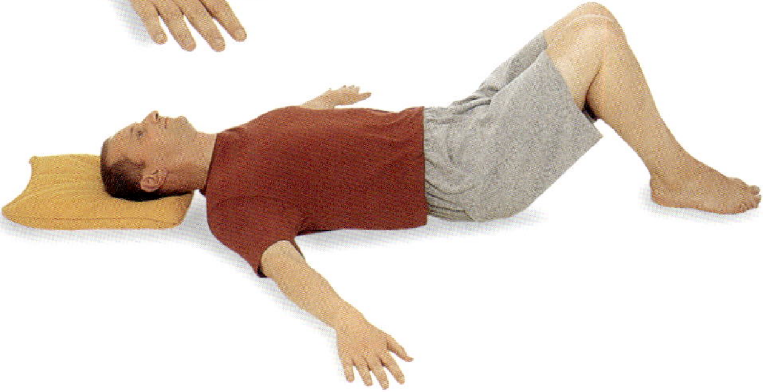

Isoler le bassin et les jambes

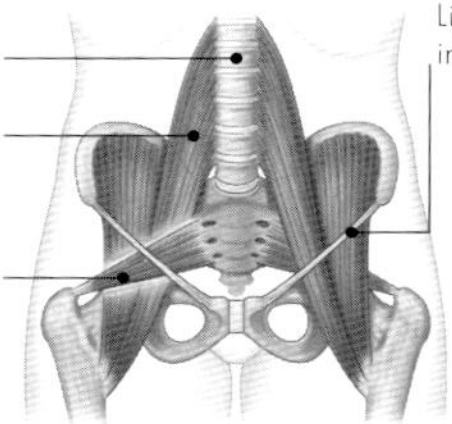

Contrôler le mouvement de la hanche

Plusieurs muscles et ligaments entourent l'articulation de la hanche et permettent à la jambe de bouger.

La méthode Pilates a entre autres objectifs de stabiliser le bassin de manière que les articulations des hanches et les jambes se meuvent librement. La plupart du temps, lorsque nous bougeons les jambes, par exemple pour marcher, nous sollicitons notre bassin et non les articulations de nos hanches. De ce fait, le bassin n'est plus aligné et les hanches, étant peu utilisées, perdent de leur souplesse.

Lorsque vous saurez comment stabiliser votre bassin et augmenter la mobilité de vos hanches, vous constaterez que vos mouvements sont plus aisés, plus gracieux, que votre corps est mieux équilibré et, par conséquent, que vous vous fatiguez moins.

La méthode Pilates vous aide à distinguer la stabilité de la rigidité, laquelle est à l'origine de tensions voire de douleurs. Peu à peu, vous saurez immobiliser une partie de votre corps en contractant correctement les muscles adéquats. Pour y parvenir, vous devrez vous astreindre à une pratique régulière et suivre attentivement les instructions qui vous permettront d'isoler et de stabiliser une partie de votre corps mais aussi de contracter les muscles du centre d'énergie sans qu'il y ait de tensions.

Les mouvements des hanches s'émancipent

Grâce aux exercices ci-après, vous apprendrez à bouger les hanches sur le

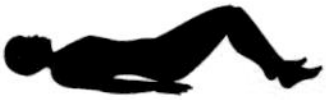

côté, en avant et en arrière, en gardant le bassin immobile. Le but recherché n'est ni d'avancer ou reculer la jambe le plus loin possible, ni de la lever le plus haut possible – même si vous progresserez au fur et à mesure que vos muscles et vos ligaments s'étireront – mais de parvenir à mouvoir la jambe sans que le bassin bouge. Peu importe si vous levez la jambe de seulement quelques centimètres.

Cette technique demande plus de concentration et de prise de conscience de votre corps que de force physique. Même si, dans un premier temps, les exercices vous paraissent trop difficiles, ne vous découragez pas. Dès que vous saurez stabiliser votre bassin, vous sentirez que ces exercices étirent et allongent également les adducteurs.

FLEXION ET OUVERTURE latérale du genou.

Ces exercices se pratiquent allongé(e) sur le dos, les genoux fléchis et le bassin en position neutre. Prenez quelques secondes pour vérifier l'alignement de votre corps. Le poids de votre corps est également réparti sur les deux pieds. Le cou est relâché. La nuque est longue. Les épaules sont baissées et décontractées. Tout au long de l'exercice, veillez à ce que la colonne vertébrale soit parfaitement étirée du coccyx à la nuque.

1 *Vous êtes allongé(e) sur le dos* *(voir pages 48-51)**, les genoux à l'écartement des hanches. Inspirez.*

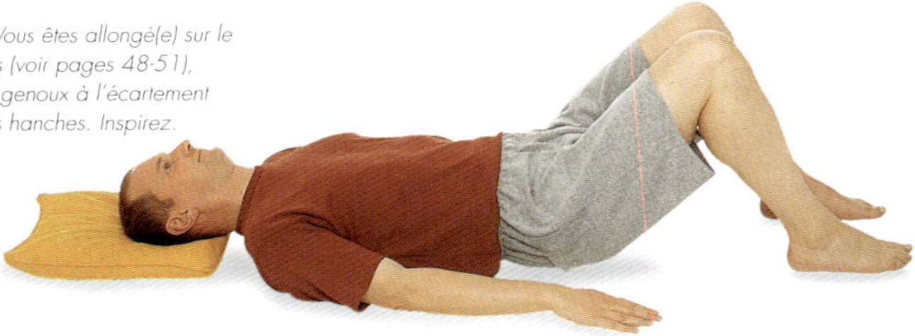

2 *En expirant, amenez doucement le genou droit vers le sol. Les muscles du centre d'énergie sont contractés. Le bassin et la jambe gauche restent stables. Évitez d'appuyer trop fort sur le pied gauche.*

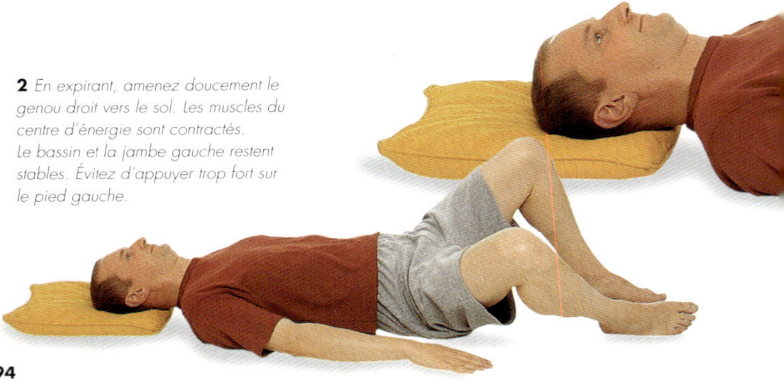

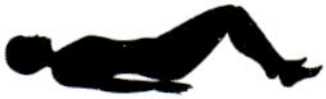

3 *Inspirez et ramenez le genou à sa position initiale. Les muscles du centre d'énergie contrôlent le mouvement. Répétez l'exercice avec le genou gauche puis faites cinq séries en changeant chaque fois de côté.*

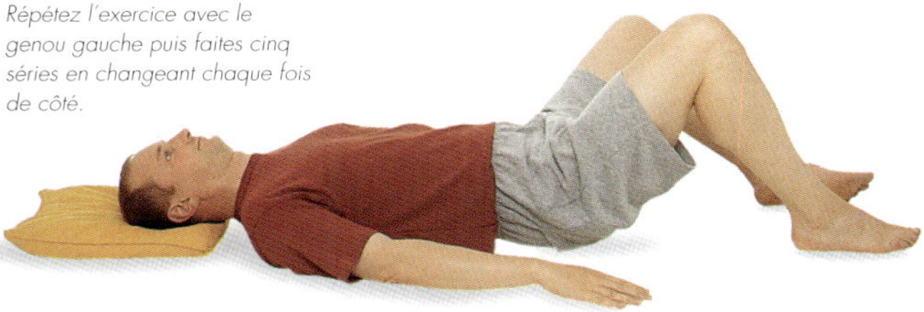

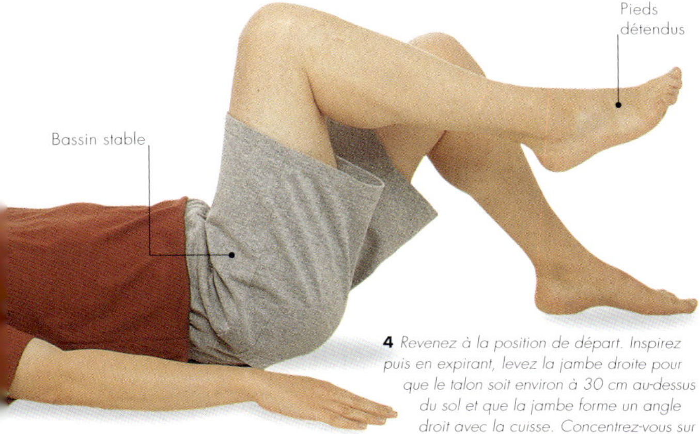

4 *Revenez à la position de départ. Inspirez puis en expirant, levez la jambe droite pour que le talon soit environ à 30 cm au-dessus du sol et que la jambe forme un angle droit avec la cuisse. Concentrez-vous sur le mouvement effectué par l'articulation de la hanche. Le bassin reste stable. Inspirez et reposez le pied sur le sol. Répétez l'exercice avec l'autre jambe puis faites cinq séries en alternant la position des jambes.*

Accroître la mobilité du bassin

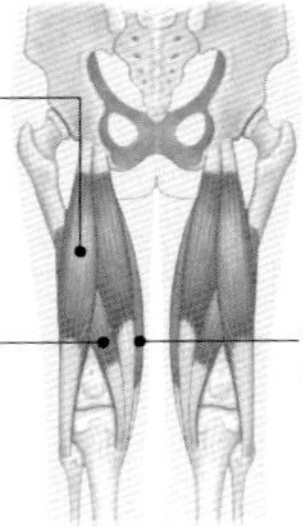

Localiser les ischio-jambiers
Les ischio-jambiers qui sont au nombre de trois vont du bassin à l'arrière de la cuisse.

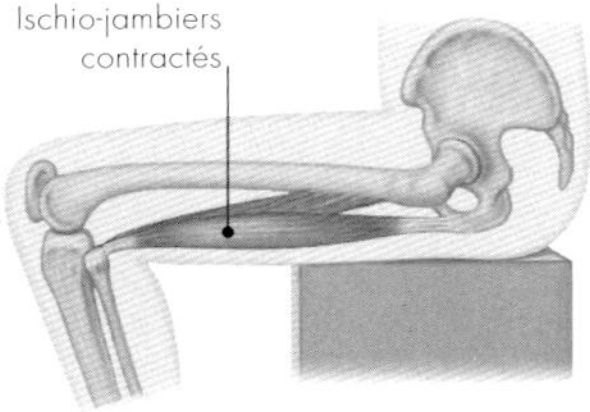

Rétraction des ischio-jambiers
Lorsque les ischio-jambiers sont contractés durant une longue période, ils raccourcissent et se raidissent.

Comme nous l'avons vu, la méthode Pilates vise à trouver un équilibre non seulement entre la force et la stabilité mais aussi entre la mobilité et la liberté du mouvement. Les exercices des pages 98 et 99 étirent les ischio-jambiers.

Qu'appelle-t-on les ischio-jambiers ?

Les ischio-jambiers sont au nombre de trois. Ils relient la face postérieure du bassin au genou. Ils permettent la flexion du genou. Si vous êtes trop longtemps assis(e), ces muscles se rétractent et perdent de leur flexibilité. En effet, dans cette position, ils ne sont pas sollicités et deviennent paresseux et lorsque vous voulez effectuer un mouvement pour lequel ils doivent être étirés au maximum, cela vous est difficile. Il suffit d'observer avec quelle difficulté les Occidentaux s'assoient sur le sol, jambes tendues. Lorsque les ischio-jambiers sont rétractés, le bassin n'est plus aligné et la colonne vertébrale est déformée.

Un peu de patience...

Si jusqu'à ce jour, vous avez fait peu de cas de vos ischio-jambiers, n'espérez pas les faire revenir à leur capacité maximale après deux ou trois séances. En effet, pour avoir des résultats, vous devrez travailler avec douceur pendant plusieurs semaines. Si vous forcez sur l'un de ces muscles, non seulement vous ne progresserez pas plus vite mais vous risquez de le froisser, ce qui le rendra encore plus raide. Pour étirer un muscle, et ce quel qu'il soit, vous devez rester à l'écoute de votre corps et travailler progressivement. Si vous ressentez la moindre douleur, arrêtez-vous immédiatement. Concentrez- vous sur votre respiration.

À l'écoute de son corps

Les étirement doivent se faire avec beaucoup de précaution, et ce pour toutes les parties du corps. Si vous vous étirez de façon trop violente, les fibres musculaires se contracteront pour mieux se protéger. Par conséquent, vous obtiendrez un effet contraire à celui recherché. Plus vous étirerez vos muscles avec douceur et retenue, plus vos progrès seront rapides.

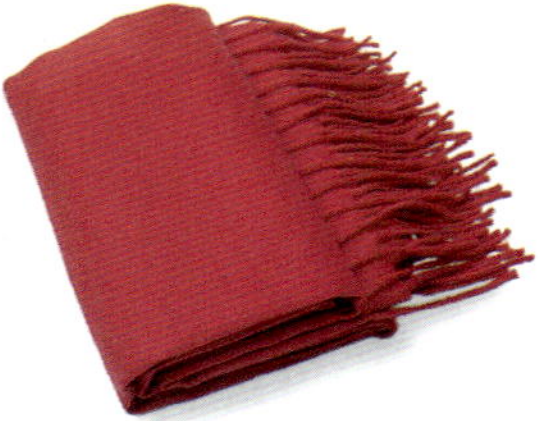

Accessoires

Pour les étirements, vous pouvez utiliser une écharpe ou un élastique.

ÉTIREMENT DES ISCHIO-JAMBIERS

Pour cet exercice, allongez-vous sur le dos. Toutes les parties de votre corps sont parfaitement détendues. Prévoyez une écharpe ou un élastique. N'oubliez pas que pour être efficace, un étirement doit être pratiqué en douceur. Vous devez néanmoins rester aussi tonique et concentré(e) que pour les autres exercices de la méthode Pilates. Étirez les deux jambes de la même façon.

1 *Allongez-vous sur le dos (voir pages 48–51). Fléchissez le genou droit et passez l'écharpe ou l'élastique sous votre pied. Les bras sont dégagés du torse. L'écharpe est tendue et dans l'alignement des poignets et des coudes.*

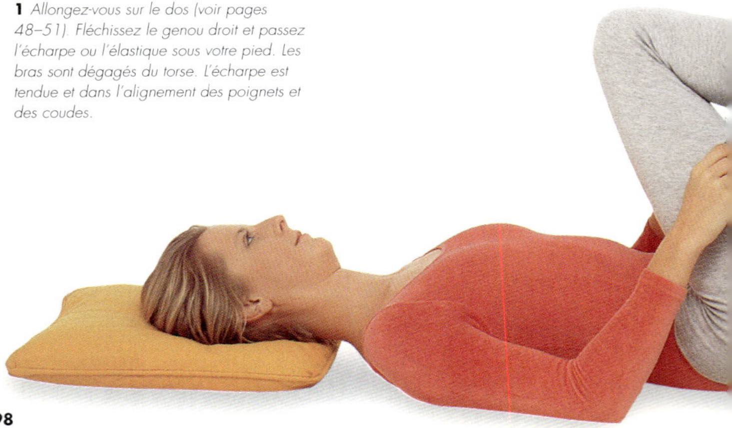

2 *Inspirez puis en expirant, tendez la jambe comme si vous vouliez toucher le plafond avec votre talon. Les coudes restent collés au sol. Étirez votre jambe jusqu'à ce qu'elle soit à la verticale. Vous ne devez ressentir ni gêne ni douleur. Le genou n'est pas bloqué. Respirez naturellement. Votre corps est détendu. Vous êtes en appui sur le pied gauche. Répétez l'exercice en changeant de pied.*

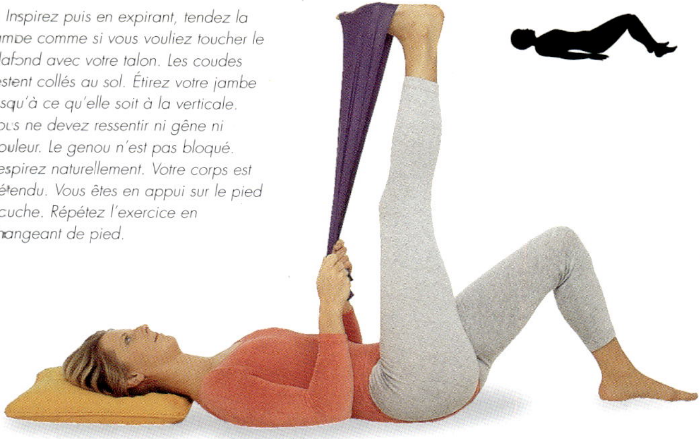

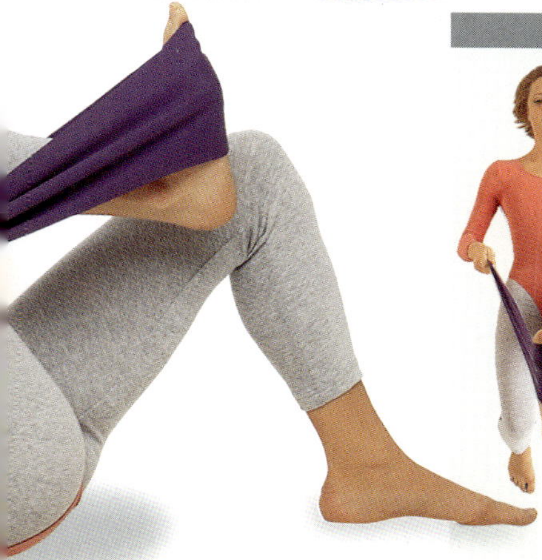

Vu de dessus

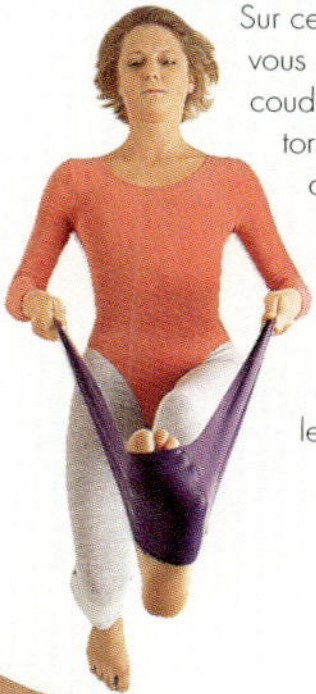

Sur cette photographie, vous remarquez que les coudes sont dégagés du torse. Le pied levé reste dans l'alignement de la hanche pendant tout l'étirement. La jambe au sol est décontractée et alignée avec le corps.

Tonifier les abdominaux

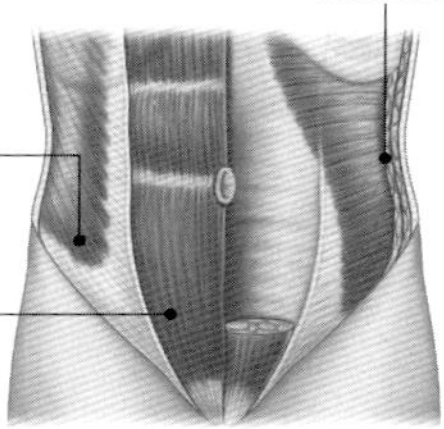

Les abdominaux
Ces muscles soutiennent tout le buste, y compris le dos.

Comme vous le savez , les abdominaux doivent être suffisamment robustes pour soutenir le buste. Si, les exercices de la méthode Pilates dans leur quasi-totalité sollicitent les muscles du centre d'énergie, certains ont été spécifiquement mis au point pour renforcer les abdominaux afin qu'ils remplissent leur rôle. Accordez une place privilégiée à l'exercice ci-après dans votre programme. Une fois encore, seule la régularité vous permettra de progresser.

Les abdominaux

Lorsque vous êtes assis(e) sur une chaise ou debout, vous sollicitez les grands droits, muscles verticaux au milieu de l'abdomen. C'est grâce à ces muscles fléchisseurs que vous pouvez amener votre tête et vos jambes vers votre ventre. L'exercice ci-après sollicite également les transverses qui forment une ceinture du milieu de l'abdomen à la colonne vertébrale. Sans ces muscles, vous ne pourriez ni rentrer le ventre ni chasser l'air de vos poumons. L'exercice présenté aux pages 102 et 103 tonifie les muscles profonds de l'abdomen qui soutiennent le dos.

Lorsque les abdominaux sont peu ou pas sollicités, ils amollissent. Si vous souffrez d'une surcharge pondérale, si vous adoptez au quotidien une mauvaise posture, vos abdominaux perdent de leur tonicité et s'affaissent. Chez certains sujets, les abdominaux paraissent toniques et cependant, ils n'arrivent à soutenir ni le dos ni les

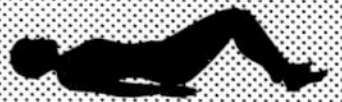

organes abdominaux. Cette anomalie peut survenir si vous n'effectuez aucun exercice consistant à rapprocher le nombril de la colonne vertébrale (voir page 59). Dans l'exercice ci-après, lorsque les grands droits sont contractés, ils appuient fortement sur les transverses.

Une ceinture abdominale ferme

La flexion du tronc demande de la concentration. Ne négligez aucun détail afin de parvenir au résultat escompté : un ventre plat et musclé. Une fois encore, n'allez pas au-delà de vos limites car, si vous n'y prenez garde, vous sentirez rapidement une gêne ou une douleur dans le dos ou la nuque, ou bien vous solliciterez les mauvais muscles. Tant que le ventre est rentré, la colonne vertébrale est protégée et les grands droits et les transverses peuvent travailler ensemble correctement. Dès que votre ventre se relâche, cessez l'exercice.

FLEXION DU TRONC

Il existe plusieurs variantes de cet exercice aussi est-il possible si vous suivez un cours, que le professeur vous indique une méthode légèrement différente. Quelle que soit la technique préconisée, le ventre reste creusé, le mouvement et la respiration sont parfaitement coordonnés du début à la fin de l'exercice. Si vous avez des difficultés à exécuter cet exercice, visualisez le haut de votre corps qui, peu à peu, dessine un arc. Comme toujours, n'allez pas au-delà de vos limites.

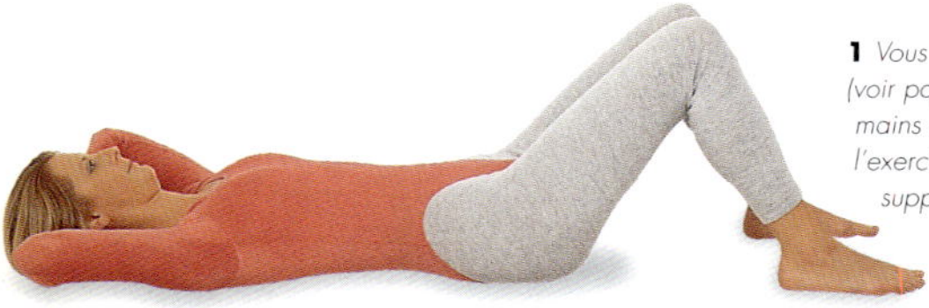

1 *Vous êtes allongé(e) sur le dos (voir pages 48–51). Mettez les mains derrière la tête. Pendant l'exercice, vos mains devront supporter le poids de votre tête et non tirer sur votre cou ni guider le mouvement.*

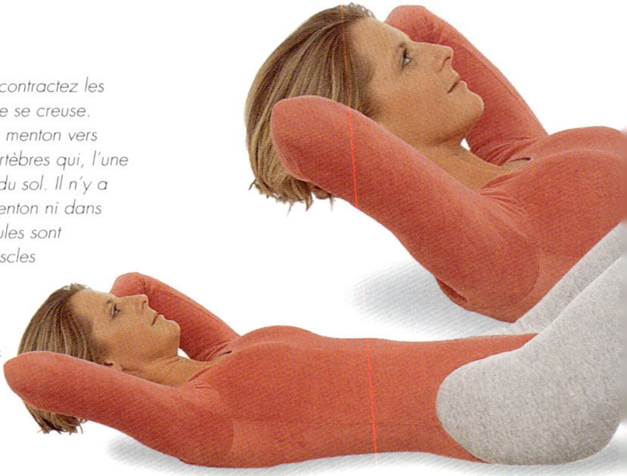

2 *Inspirez puis en expirant, contractez les muscles pelviens. Votre ventre se creuse. Ramenez progressivement le menton vers la poitrine. Visualisez vos vertèbres qui, l'une après l'autre, se détachent du sol. Il n'y a aucune tension ni dans le menton ni dans le cou ou la gorge. Les épaules sont baissées. Les côtes et les muscles dans la partie supérieure de l'abdomen descendent peu à peu vers le nombril. Les abdominaux les plus bas se rapprochent de la taille. Les muscles pelviens restent contractés.*

Après l'effort, le réconfort

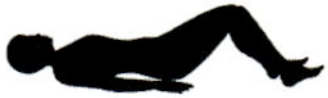

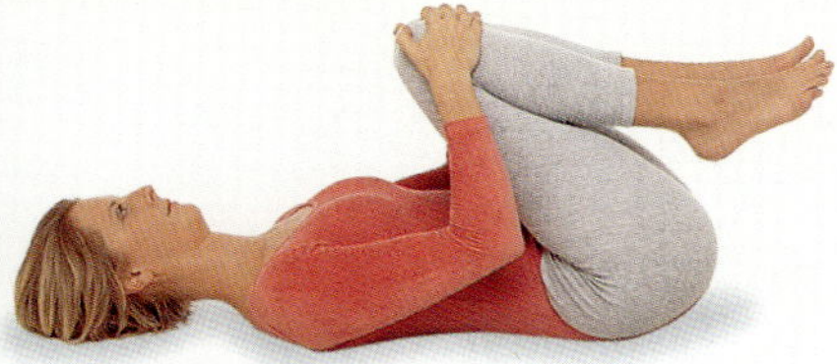

Une fois votre série achevée, reposez-vous quelques instants afin de récupérer. Fléchissez les genoux puis amenez-les vers la poitrine. Votre respiration est régulière. Votre colonne vertébrale est étirée et vos abdominaux relâchés.

3 *Maintenez la position aussi longtemps que possible puis inspirez. Expirez à nouveau et déroulez votre dos. Le ventre reste creusé et les abdominaux contrôlent le mouvement. Reposez-vous puis répétez l'exercice six fois.*

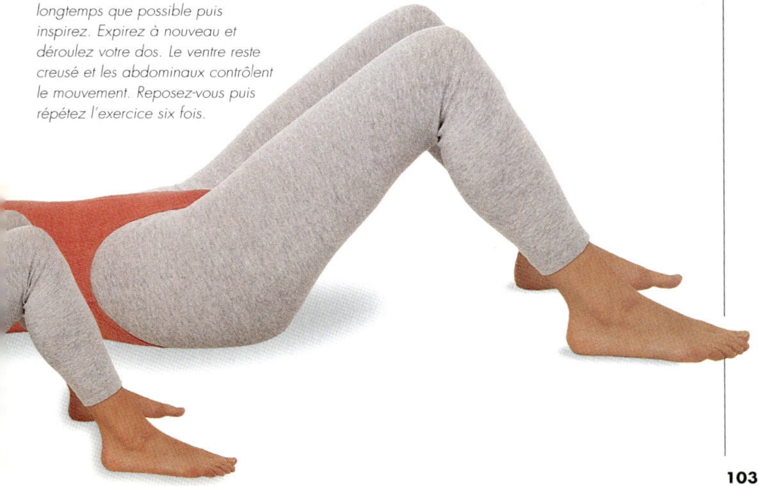

Travailler en position allongée

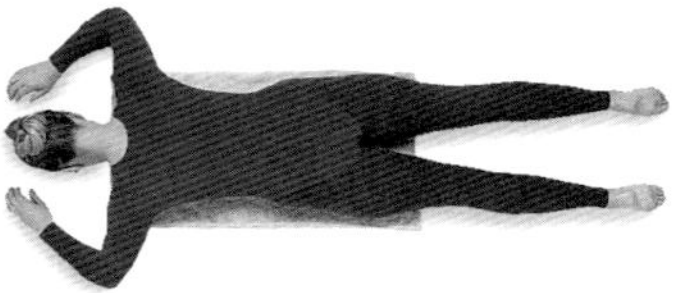

Position allongée sur le ventre
Cette position est le point de départ de nombreux exercices.

Les exercices ci-après se pratiquent allongé(e) sur le ventre. Dans cette position, vous avez plus conscience de l'air qui remplit vos poumons et gonfle votre cage thoracique. Vous pouvez également mieux vous concentrer sur la position de vos omoplates et, si besoin, la corriger afin qu'elles soient tirées vers le bas du dos. La position sur le ventre est propice à nombre d'exercices visant à l'étirement des muscles, notamment du muscle erector spinae qui descend le long de la colonne vertébrale et les muscles qui relient les vertèbres.

Prendre conscience de son corps

Avant de commencer un exercice, vérifiez la position de votre corps afin qu'il soit parfaitement aligné. Voici les différents points qu'il vous faut impérativement considérer :

- Les pieds sont parallèles et dans l'alignement des hanches.

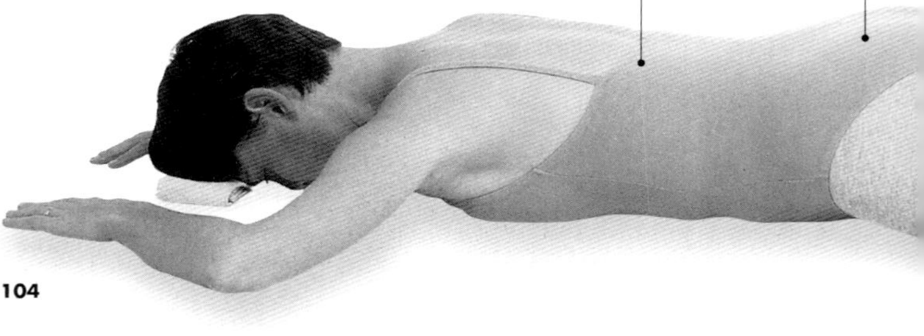

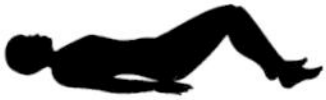

- Le bassin est stable.
- Les fessiers et les abdominaux sont relâchés.
- Les os du bassin « s'enfoncent » dans le sol.
- Il n'y a pas de tension dans les côtes qui s'abaissent vers le sol.
- Les omoplates sont décontractées et tirées vers le bas du dos.
- Les bras sont détendus, dégagés du buste ou fléchis pour que les mains soient de chaque côté de la tête.
- La nuque est étirée et dans l'alignement de la colonne vertébrale.
- Le front est en appui sur vos mains ou un petit coussin.

Prendre conscience de sa respiration

Une fois votre corps aligné, concentrez-vous sur votre respiration.

- Inspirez en gonflant la face postérieure de votre cage thoracique.
- Expirez. Vos côtes et vos omoplates descendent vers la taille. Les muscles les plus bas de l'abdomen se contractent. Le bas de votre dos est parfaitement stable.

Si, dans cette position, vous n'arrivez pas à sentir lorsque vos abdominaux sont contractés, posez une main sur votre ventre à l'intérieur de l'os de la hanche. Vous sentez vos abdominaux se contracter ou se relâcher.

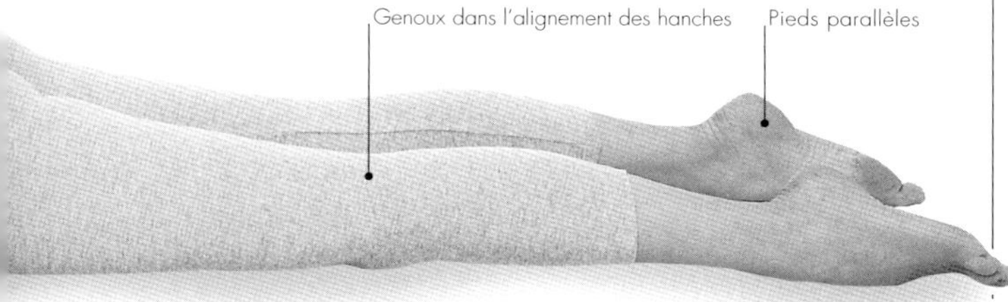

EXTENSION DU DOS

En règle générale, la colonne vertébrale est moins souvent tirée vers l'arrière (extension) que penchée vers l'avant (flexion). De ce fait, les débutants ne pourront pas réussir une extension très prononcée. Pendant tout le mouvement, le bas du ventre reste stable et collé au sol alors que la nuque et le haut du dos sont étirés. Ne poussez pas sur vos bras mais utilisez-les pour garder votre équilibre. Vous n'obtiendrez peut-être pas le résultat escompté au cours des premières séances, mais vous progresserez au fil du temps.

1 *Vous êtes allongé(e) sur le ventre, les pieds parallèles et à l'écartement des hanches. Les bras sont dégagés du torse, les coudes fléchis et les paumes à plat sur le sol. Le front est posé sur une serviette pliée.*

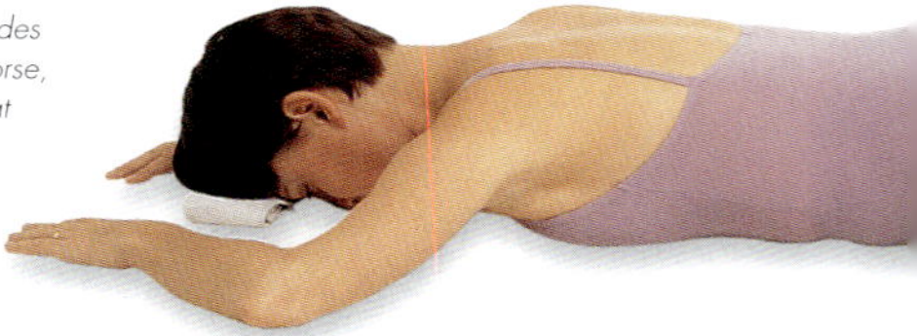

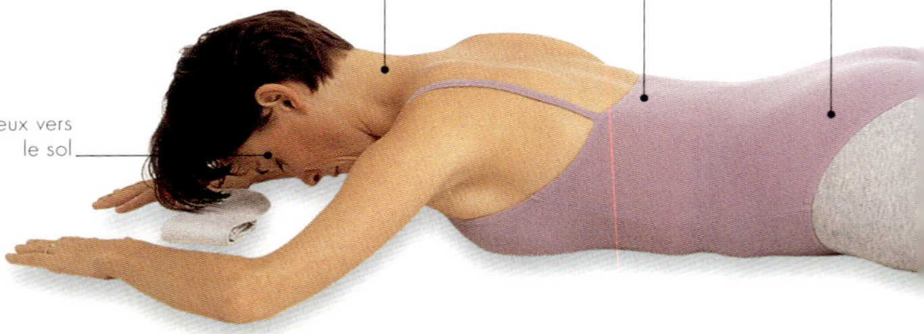

Une étape à la fois

Dans notre vie de tous les jours, rares sont les mouvements qui favorisent l'extension de notre dos. Par conséquent, les muscles sollicités pour cette action sont, chez nombre de personnes, peu toniques. Si tel est votre cas, sachez que vous devrez pratiquer l'exercice ci-dessous durant plusieurs semaines avant de noter de réels progrès. Une fois encore, n'allez pas au-delà de vos limites sous peine de vous blesser. Quand vous vous sentirez prêt(e), essayez en même temps d'étirer votre dos et de contracter vos adducteurs (voir page 182).

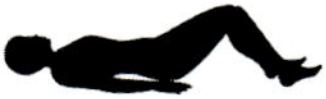

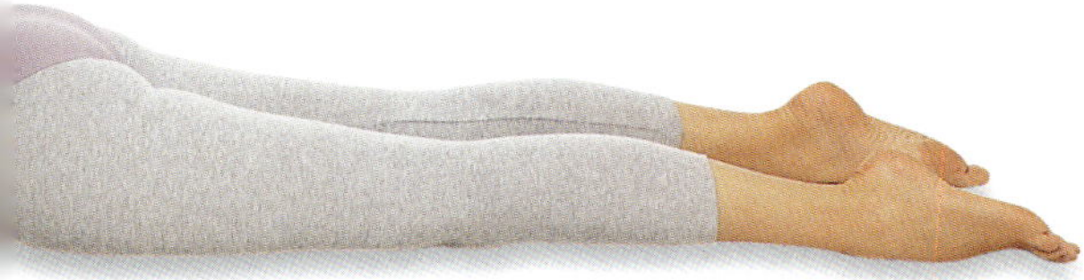

2 *Inspirez puis expirez. Vos omoplates sont tirées vers le bas du dos. Lorsque vous sentez un étirement dans la nuque, étirez votre cou un peu plus en levant légèrement la tête sans quitter le sol des yeux. Inspirez et revenez à la position de départ. Répétez l'exercice six fois.*

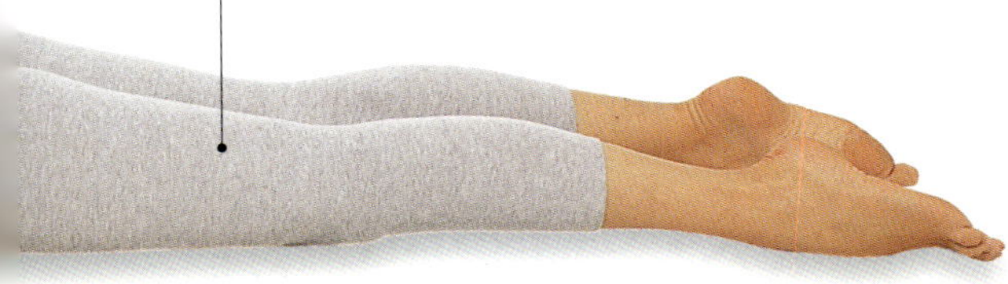

Étirer les jambes à partir d'un centre stable

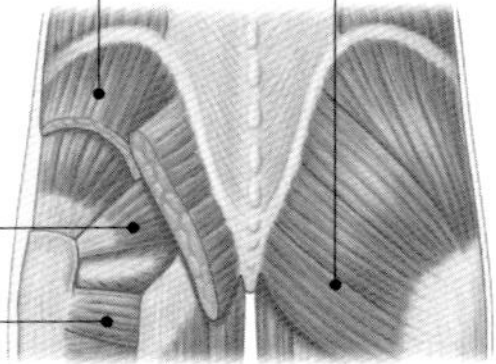

Les fessiers

Les muscles sur l'illustration ci-dessus permettent à l'articulation de la hanche de bouger et sont impliqués dans l'alignement du corps.

L'étirement des jambes en position allongée sur le ventre augmente la stabilité du bassin, tonifie les abdominaux et étire les jambes et la colonne vertébrale. Il vous apprend à solliciter vos hanches et vos jambes sans bouger le torse, ce qui est l'aspect le plus subtil mais également le plus difficile du mouvement. Tout au long de l'exercice, restez parfaitement concentré(e) et prenez conscience des différentes parties de votre corps.

Les muscles fessiers

L'un des principaux groupes de muscles que vous devez apprendre à identifier et isoler sont les muscles fessiers (ou glutéaux) et notamment le grand fessier. Ce muscle relie le sacrum et le coccyx à la partie supérieure du fémur (os de la cuisse). Sans les muscles fessiers, la cuisse ne pourrait pas bouger ni sur les côtés ni vers l'arrière. Ils permettent également de maintenir la position du bassin et, par conséquent, jouent un rôle primordial dans l'alignement du corps et la posture. Bien que très importants, les muscles fessiers sont particulièrement « paresseux » Les faire travailler demande effort et concentration car ils doivent être isolés des autres muscles qui normalement sont impliqués dans les mouvements de la cuisse, à savoir les abdominaux et les dorso-lombaires. Quand vous stabilisez votre bassin, les fessiers sont fortement sollicités.

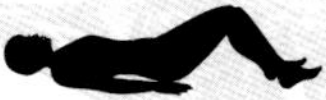

La mobilité de la hanche

Le mouvement de la jambe est commandé par l'articulation de la hanche (voir pages 92-93). La liberté du mouvement dépend de la mobilité de l'articulation et de la tonicité des muscles qui l'entourent. L'étirement de la jambe en position allongée sur le ventre allonge les muscles et les ligaments et favorise la mobilisation de l'articulation de la hanche.

Préparation

Avant de commencer l'exercice, vérifiez l'alignement de votre corps et, notamment, la position des omoplates qui doivent être décontractées et tirées vers le bas du dos.

Progression

L'étirement des jambes en position allongée sur le ventre vous prépare à l'exercice pages 176-179. Lorsque vous maîtriserez les exercices de base, vous pourrez passer à des exercices plus complexes.

ÉTIREMENT DES JAMBES en position allongée sur le ventre.

Pour réaliser cet exercice qui peut paraître simple, le bassin doit être parfaitement stable. Les hanches et les jambes bougent librement. Respirez (respiration thoracique pages 60-61) et contractez les muscles du centre d'énergie en gardant le bassin dans la position neutre, sans décoller les hanches du sol ni contracter les muscles du bas du dos.

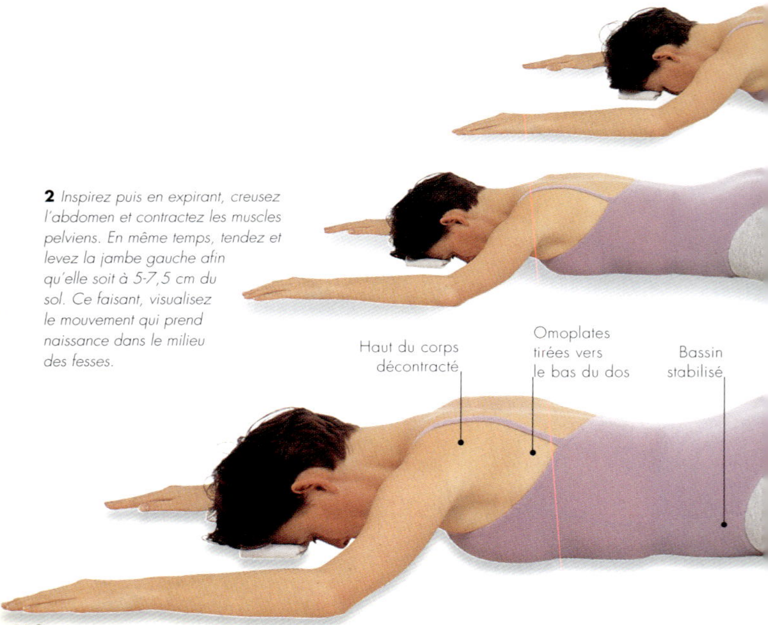

2 *Inspirez puis en expirant, creusez l'abdomen et contractez les muscles pelviens. En même temps, tendez et levez la jambe gauche afin qu'elle soit à 5-7,5 cm du sol. Ce faisant, visualisez le mouvement qui prend naissance dans le milieu des fesses.*

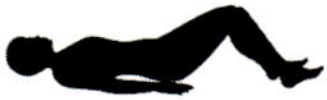

1 *Allongez-vous sur le ventre (voir page 104). Écartez légèrement les jambes et tendez les bras au-dessus de votre tête en gardant les coudes fléchis. Inspirez plusieurs fois (respiration thoracique) puis expirez en contractant les muscles du centre d'énergie pour ramener les abdominaux vers la colonne vertébrale.*

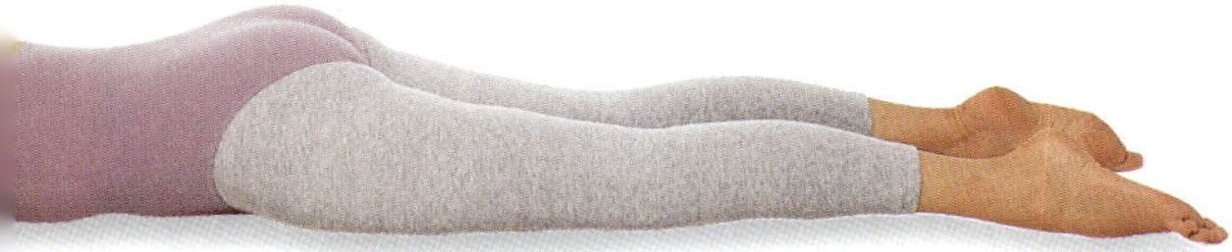

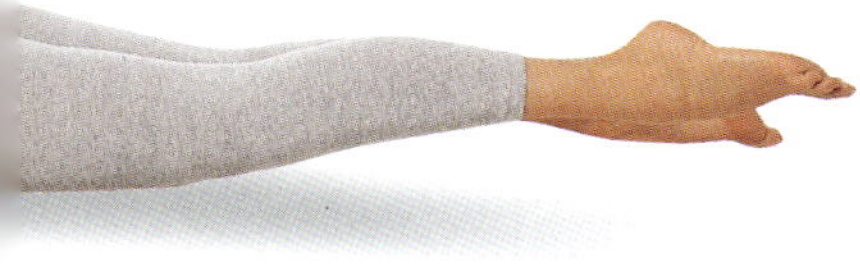

3 *Inspirez et baissez la jambe en contrôlant vos muscles fessiers. Répétez l'exercice, allongez et étirez la jambe droite. Puis, faites quatre étirements successifs en inversant la position des jambes.*

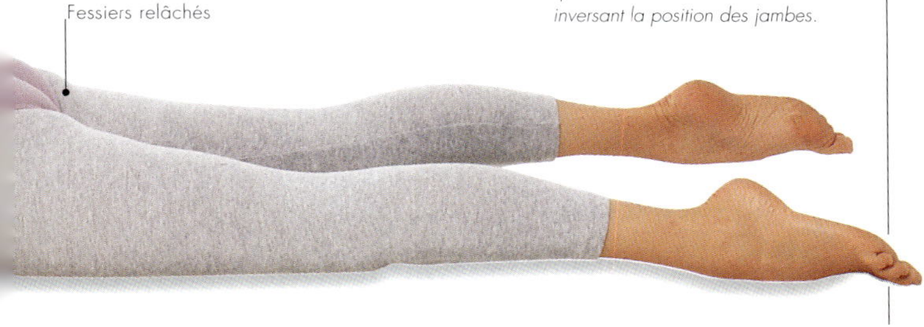

Tonifier les adducteurs

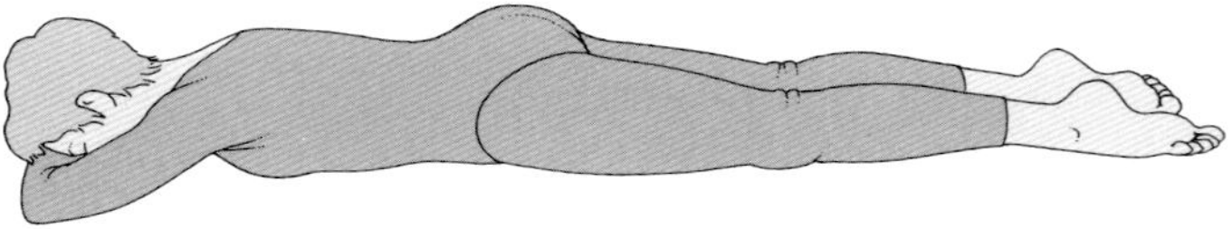

Isoler le mouvement
L'effort porte sur les fessiers et les adducteurs alors que le haut du buste est relâché.

Le renforcement des adducteurs pages 114-115 sollicite à la fois les muscles du bassin, des fesses et des cuisses. Pour cet exercice, concentrez-vous afin d'isoler les adducteurs et les muscles pelviens des muscles fessiers qui sont, en quelque sorte, la base du centre d'énergie. Pour que le buste soit stable, et que les jambes puissent bouger librement à partir des hanches, ces muscles doivent être toniques et actifs. En faisant travailler séparément d'une part les muscles du périnée et les adducteurs et, d'autre part, les fessiers, il vous est possible de solliciter les muscles pelviens les plus profonds.

Petits mais efficaces

Quel que soit l'exercice de la méthode Pilates que vous pratiquiez, sachez que pour qu'il soit efficace, il n'est pas nécessaire de faire de grands mouvements. Il suffit souvent de changer légèrement de position – à condition, toutefois, que le mouvement soit parfaitement contrôlé – pour que vos muscles soient plus toniques et que votre silhouette soit embellie. L'exercice ci-après en est la preuve. Les muscles à la base du bassin prennent appui sur un petit coussin ou une serviette roulée. Grâce à ce mouvement quasiment imperceptible, vous découvrez une nouvelle sensation et vous comprenez comment solliciter et contrôler ces muscles. En répétant régulièrement cet exercice, votre corps prend de nouvelles habitudes. Peu à peu, faire travailler vos

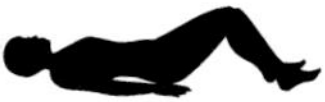

adducteurs devient naturel et ce même dans des mouvements pour lesquels vous les aviez négligés jusqu'à ce jour.

Éliminer les tensions

L'une des choses les plus difficiles pour les débutants est d'apprendre à relâcher les parties de leur corps qui ne travaillent pas. Pendant un exercice, nous avons souvent tendance à solliciter tous nos muscles. Or, pour la méthode Pilates, il est important de savoir quels muscles relâcher et quels muscles faire travailler pour effectuer correctement un mouvement. En effet, un muscle qui travaille alors qu'il devrait être au repos risque d'aller à l'encontre du résultat escompté, par exemple en modifiant l'alignement du corps. Dans l'exercice ci-après, il est primordial que les jambes, les pieds, le haut du corps et les épaules restent décontractés. Régulièrement, vérifiez qu'aucune tension ne s'installe dans les parties de votre corps qui doivent être détendues.

RENFORCEMENT DES ADDUCTEURS

en position allongée sur le ventre. Dans cet exercice, il est primordial que la colonne vertébrale soit parfaitement étirée de la nuque au bassin. Les omoplates sont tirées vers le bas du dos. Si vous sentez que le bas de votre dos se cambre à un moment ou un autre de l'exercice, glissez un coussin sous votre ventre. Tous les muscles du centre d'énergie sont contractés. Concentrez-vous sur vos adducteurs. Vous ne devez ressentir aucune tension ni dans les jambes ni dans les pieds.

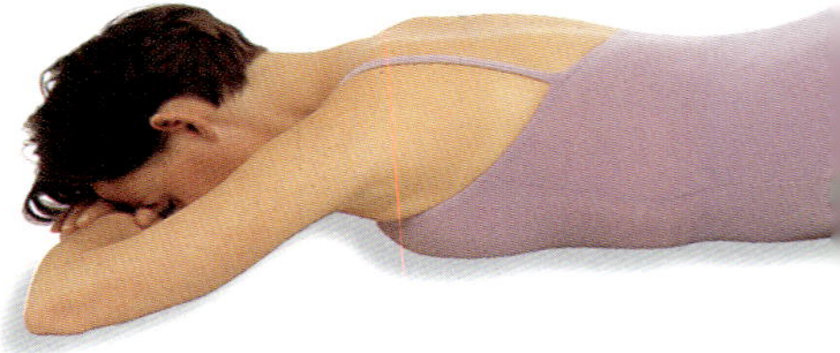

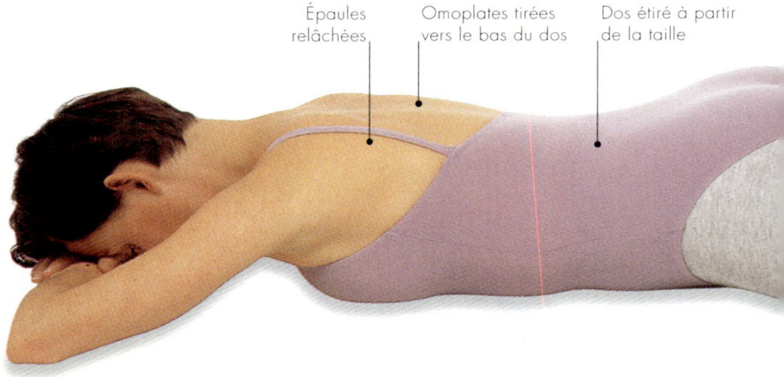

Pour un travail progressif

L'étirement des jambes présenté à la page 110 et le renforcement des adducteurs sont deux exercices préparant merveilleusement bien à l'étirement du dos et la contraction des adducteurs (voir page 182). Avant d'entreprendre cet exercice plus complexe, assurez-vous que vous maîtrisez chacun des mouvements de base afin d'éliminer les tensions et réduire les risques de blessure. Soyez détendu(e). Votre corps et votre esprit sont en parfaite harmonie. Il vous sera plus facile d'étirer votre colonne vertébrale si les muscles qui l'entourent sont décontractés.

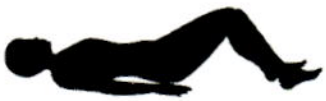

1 *Vous êtes allongé(e) sur le ventre, le front en appui sur les mains. Les épaules sont baissées. Serrez les jambes et posez un oreiller ou une serviette roulée entre vos adducteurs.*

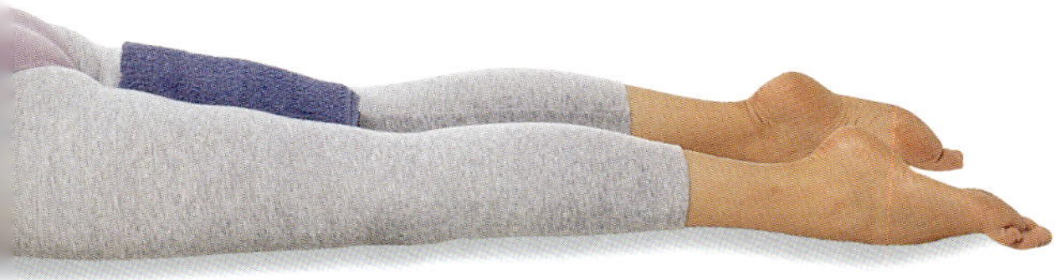

2 *Inspirez puis en expirant, contractez les muscles du centre d'énergie. Creusez le ventre afin de soutenir le bas de votre dos. En même temps, serrez le coussin entre vos adducteurs en contractant les fessiers. Les pieds sont détendus et collés au sol. Inspirez pour revenir à la position initiale. Répétez l'exercice dix fois.*

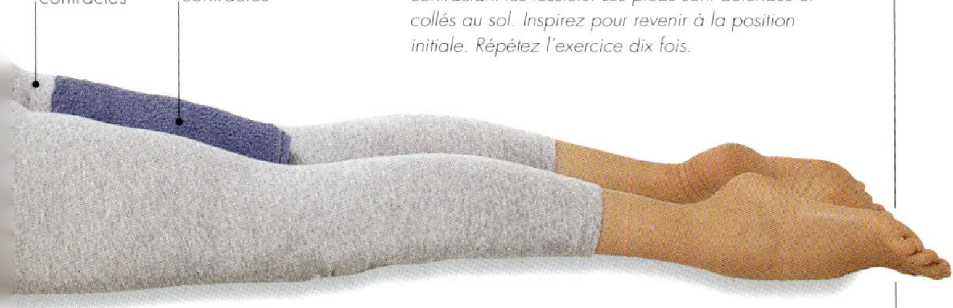

Éliminer les tensions dans les cuisses

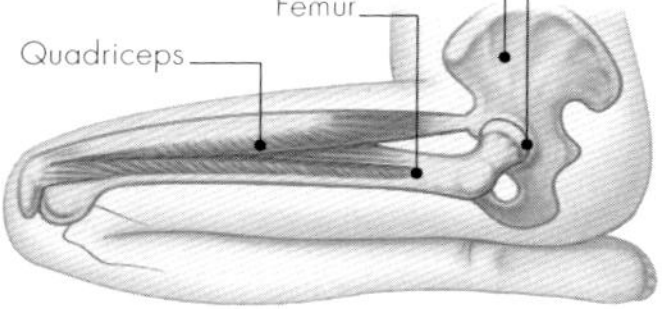

Étirement en position accroupie

Si vos quadriceps sont raides, vous aurez du mal à vous accroupir. Étirez-les régulièrement pour les assouplir.

Vous savez désormais étirer vos ischio-jambiers (voir pages 98-99) mais ce n'est pas suffisant et vous devez maintenant apprendre à étirer les muscles se trouvant sur le devant de la cuisse, à savoir les quadriceps. Ces muscles travaillent de pair avec les ischio-jambiers. Lorsqu'ils sont contractés, la jambe s'étire, le genou se redresse et la cuisse se lève. Lorsqu'ils sont relâchés, le genou fléchit et l'articulation de la hanche peut alors bouger librement.

Rétraction des quadriceps

Si les quadriceps sont peu ou, *a contrario*, trop utilisés, ils se rétractent et se raidissent. Le cyclisme est un sport qui sollicite fortement les quadriceps. Pour contrebalancer cette tension, il est indispensable que les cyclistes fassent très régulièrement des étirements. La rétraction des quadriceps peut provenir mais aussi être à l'origine de mauvaises postures et notamment d'un bassin déséquilibré. La rétraction de ces muscles se traduit par un manque de flexibilité dans les genoux et dans les jambes.

Quel étirement choisir ?

Il existe plusieurs techniques. Afin de savoir laquelle vous convient le mieux, reportez-vous aux pages 118 et 119. Vous pouvez également alterner les exercices afin de ne pas tomber dans la monotonie. Quels que soient les étirements, le bassin doit, pendant toute

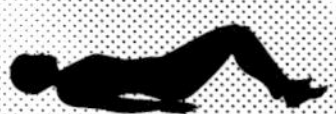

la durée de l'exercice, rester stable afin que les muscles puissent travailler correctement. Comme pour tous les autres étirements, les exercices ci-après allongent peu à peu les tissus musculaires. Ne forcez jamais en espérant augmenter les bienfaits de l'exercice car, bien au contraire, le muscle se contracterait afin de se protéger et d'éliminer les tensions. Arrêtez l'étirement dès que vous sentez une gêne ou une douleur. En maintenant la position, respirez profondément et calmement et profitez de chacune des expirations pour relâcher les différentes parties de votre corps et accroître l'étirement. Comme toujours, n'allez pas au-delà de vos limites. Prenez garde aux problèmes de genoux. En cas de doute, n'hésitez pas à consulter votre médecin afin de vous assurer que vous n'encourez aucun risque.

ÉTIREMENTS des quadriceps.

Ces trois exercices ont la même efficacité. Ne les pratiquez pas dans une même séance. Choisissez celui qui vous convient le mieux. Si vous avez des problèmes de genou, nous vous recommandons l'étirement en position debout. Maintenez chaque étirement en comptant jusqu'à 20. Respirez calmement et profondément. Éliminez les tensions afin que votre corps soit détendu.

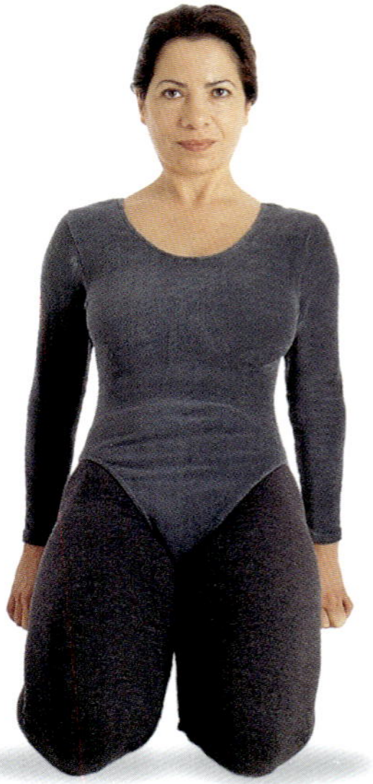

Étirement des quadriceps en position allongée

Vous êtes allongé(e) sur le ventre (voir page 104). Votre bassin est stable et « s'enfonce » dans le sol. Pliez une jambe et levez le pied vers l'arrière. Si vous ne pouvez pas attraper votre pied, glissez une écharpe sur le coup de pied. Tirez doucement sur le talon afin de l'approcher le plus près possible du milieu de vos fesses. Vous sentez un léger étirement sur le devant de la cuisse. Répétez l'exercice en changeant de pied.

Étirement des quadriceps en position agenouillée

Vous êtes à genoux sur le sol. Les genoux sont collés, les mains derrière les hanches et les épaules décontractées. Inspirez puis en expirant, contractez les muscles du centre d'énergie pour basculer le bassin vers le haut. Vous sentez un étirement dans les cuisses. Répétez l'exercice cinq fois.

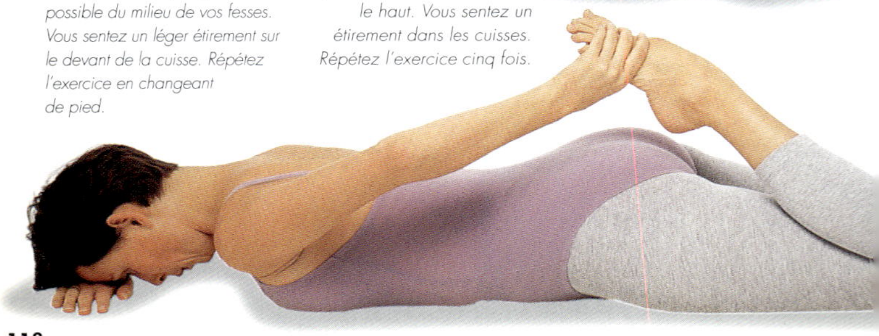

Étirement des quadriceps en position debout

Vous êtes debout près d'une chaise ou de tout autre support. Les pieds sont à l'écartement des hanches. Contractez les muscles du centre d'énergie. Levez un pied et attrapez-le avec votre main. Votre bassin est stable. Vos genoux sont serrés. Approchez votre talon le plus près possible du milieu de vos fesses. Vous sentez un étirement sur le devant de la cuisse. Répétez l'exercice avec l'autre pied.

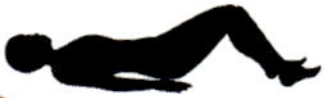

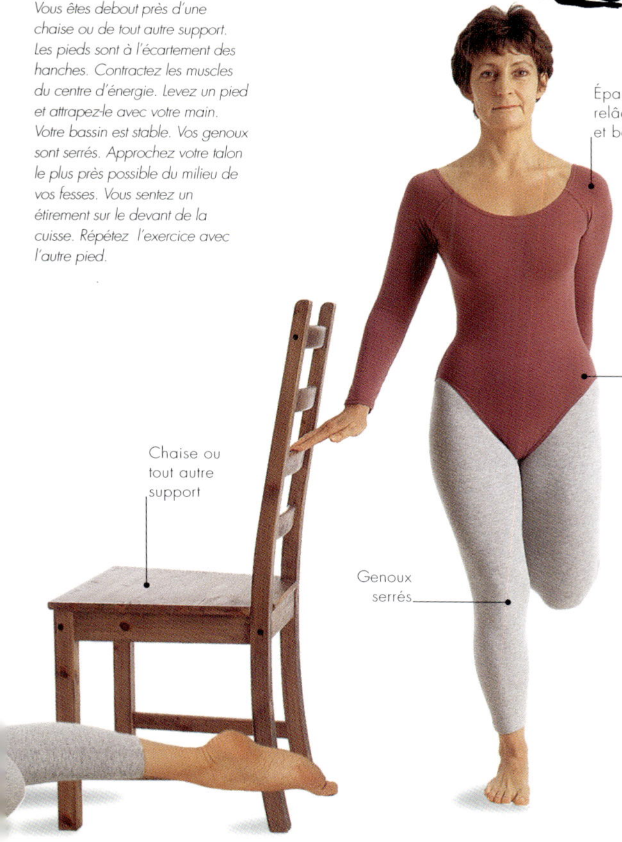

Allonger la colonne vertébrale

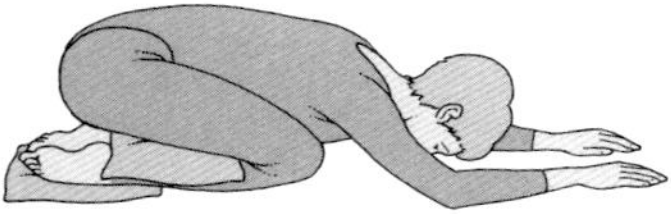

Bien-être et relaxation
Si vos genoux sont raides, glissez un coussin sous vos pieds et un autre entre vos fesses et vos mollets.

Pour qu'une séance soit bénéfique, intercalez entre deux mouvements nécessitant un effort physique, un exercice de relaxation afin de relâcher les groupes de muscles ayant travaillé et d'empêcher qu'ils ne se rétractent. Étirez vos muscles pour les allonger, les fortifier et de ce fait, préserver leur flexibilité et leur tonicité. La majorité des exercices en position allongée sur le ventre étire la colonne vertébrale (voir les mouvements présentés précédemment). Chacun des exercices exige un effort physique et par conséquent, il est primordial que l'élément final permette aux parties du corps les plus fortement sollicitées de se détendre. La colonne vertébrale doit être étirée afin que toutes les tensions susceptibles de poindre dans les muscles reliant les vertèbres disparaissent le plus vite possible.

Relaxation

Si vous n'êtes pas bien installé(e), vous aurez du mal à vous détendre. Si vous ressentez une douleur à un endroit précis, cela peut créer une tension dans le reste du corps et empêcher que les muscles ne se détendent et ne s'allongent. Il est donc important que vous ne ressentiez aucune gêne au cours d'un exercice de relaxation. Dans les exercices présentés aux pages 122 et 123, vous pouvez de différentes manières soulager les tensions. Si par exemple, vos genoux sont raides, glissez un coussin sous vos tibias et vos chevilles et/ou entre vos mollets et vos fesses. Ne vous inquiétez pas, l'exercice est tout aussi efficace avec ou sans coussin. Faites plusieurs essais afin de trouver la position la plus confortable. Une fois bien installé(e), pratiquez la respiration thoracique afin

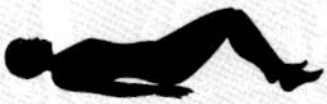

d'augmenter l'étirement de votre dos. Inspirez. Le bas de la cage thoracique se soulève et se gonfle. Imaginez que votre T-shirt craque. Puis expirez. Les côtes s'abaissent et les muscles du centre d'énergie se contractent doucement.

Terminer un exercice de relaxation

La manière dont vous vous levez après un exercice de relaxation est aussi importante que l'exercice lui-même. En effet, rien ne sert de relâcher vos muscles si vous les mettez à rude épreuve une fois la séance terminée.

Pour prolonger et renforcer les bienfaits de l'exercice de relaxation, prenez garde à la manière dont vous vous relèverez. Lisez attentivement les instructions afin de passer le plus doucement possible à la position debout. Si vous avez des problèmes de genoux, allongez-vous au lieu de vous accroupir.

POSITION DE REPOS

Cette position vous permet d'étirer votre colonne vertébrale après avoir réalisé des exercices en position allongée sur le ventre. Assurez-vous que les muscles du centre d'énergie sont contractés. L'exercice ci-après fléchit la colonne vertébrale et élimine les tensions dans les muscles et les ligaments reliant les vertèbres. Vous devez sentir un étirement dans toute la colonne vertébrale à partir de la région lombaire. Si vous avez des problèmes de genoux, vous pouvez soit utiliser des coussins soit opter pour une variante et vous allonger sur le côté.

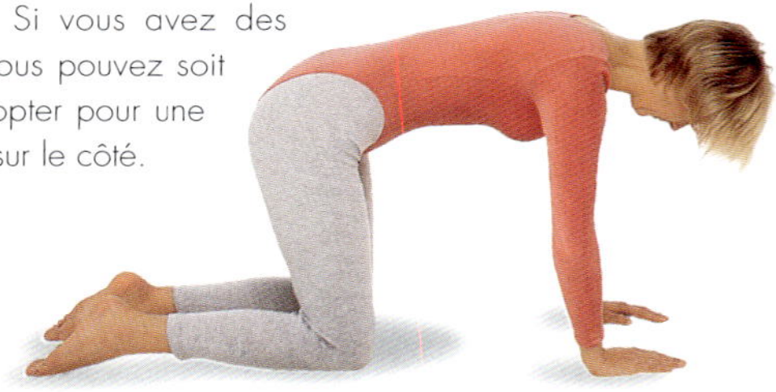

1 *Vous êtes en quadrupédie, les genoux dans l'alignement des hanches et les mains dans l'alignement des épaules.*

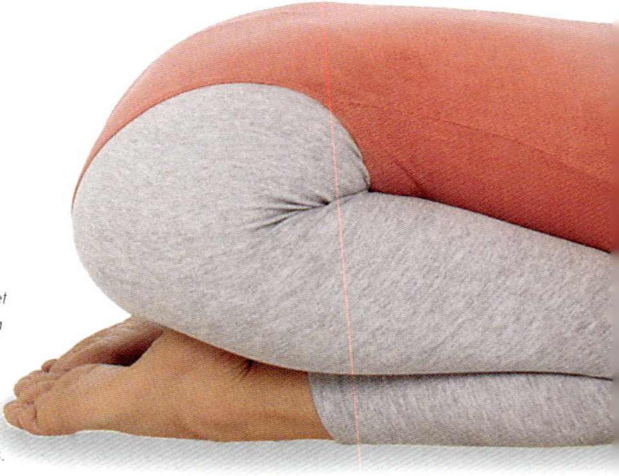

2 *Ramenez les fesses sur les talons et faites une flexion avant à partir de la taille pour poser le front sur le sol sans bouger les mains. Inspirez. Votre colonne vertébrale s'allonge. Maintenez la position le temps de prendre plusieurs respirations naturelles.*

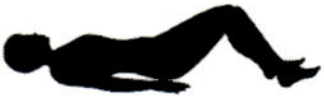

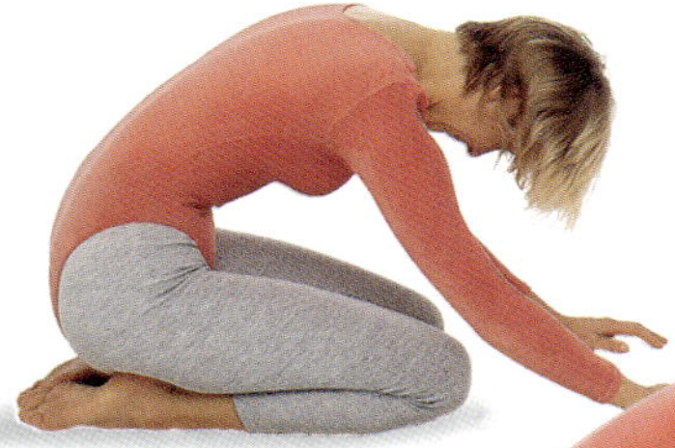

4 *Basculez le poids du corps sur vos pieds et passez à la position accroupie sans relâcher les muscles du centre d'énergie. Gardez les pieds parallèles et sur une inspiration, levez-vous.*

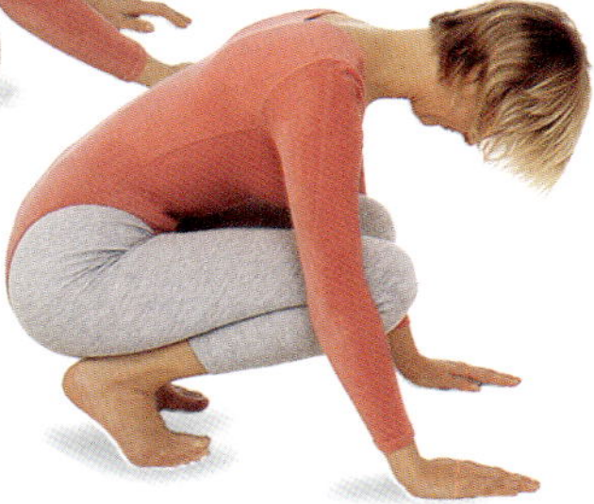

3 *Redressez lentement le buste. Inspirez en rapprochant le nombril de la colonne vertébrale. Déroulez une à une vos vertèbres. Visualisez votre coccyx qui s'abaisse vers le sol. Les épaules sont baissées. Redressez la tête en dernier.*

Variante

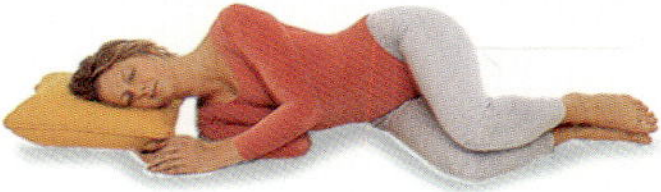

Si vous avez des problèmes de genoux, optez pour cette variante. Allongez-vous sur le côté, la tête sur un coussin afin que la nuque soit dans l'alignement de la colonne vertébrale. Les genoux sont collés. Les cuisses et le buste forment un angle droit. Respirez calmement et détendez-vous.

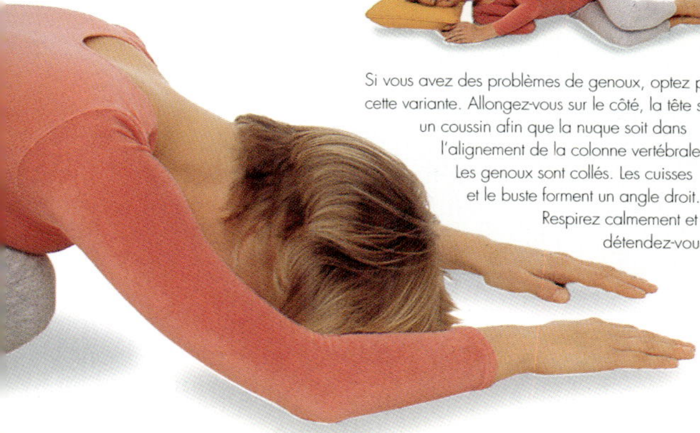

Se tenir debout correctement

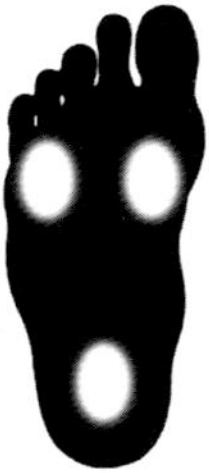

Les trois points d'appui du pied
Le poids du corps doit être également réparti sur les trois points de la plante du pied illustrés ci-dessus.

La posture debout

Corriger sa posture debout est certainement le changement le plus radical imposé par la méthode Pilates au quotidien. En effet, ce n'est pas parce que nous passons la plus grande partie de notre temps debout que notre posture est correcte. Il suffit pour cela de nous regarder dans une glace pour noter de nombreux défauts qui peuvent être éradiqués par des exercices précis. Toutefois, comme chacun sait, il est difficile de se débarrasser des mauvaises habitudes. Patience et persévérance !

L'exercice des pages 126-127 présente un énorme avantage : il peut être pratiqué n'importe où, n'importe quand. Par exemple, dans une file d'attente au supermarché, à l'arrêt de bus ou dans votre salle de bains. Si nul ne pourra soupçonner que vous faites un exercice, de votre côté, vous sentirez un effet immédiat. Les tensions dans le dos auront tôt fait de disparaître. Au fil du temps, votre silhouette paraîtra plus jeune et plus dynamique et vous gagnerez quelques centimètres.

Les principes de base

Lorsque vous êtes debout, surveillez et si besoin est, corrigez l'alignement de votre corps en fonction des principes énoncés à la page 50. Passez en revue tout votre corps en commençant par les pieds :

- Le poids du corps est également réparti sur les plantes de pieds (voir ci-contre).
- Les pieds sont parallèles et à l'écartement des hanches.
- Les genoux sont souples et pointent vers l'avant.
- Le bassin est en position neutre.

• Les muscles du centre d'énergie sont contractés.
• Les omoplates sont tirées vers le bas du dos.
• Les épaules sont relâchées.
• La tête est parfaitement équilibrée et dans l'alignement de la colonne vertébrale.
• Le menton est légèrement rentré.

Statique mais tonique

La posture debout n'est pas une position de repos même si, lorsqu'elle est correcte, elle vous apporte un certain bien-être. La plupart des groupes de muscles sont contractés. Si certains d'entre eux ne sont pas suffisamment toniques pour supporter une partie du corps, d'autres seront excessivement tendus. Par exemple, si les abdominaux ne sont pas assez contractés lorsque vous êtes debout, votre dos sera mis à rude épreuve. Vous devez solliciter chaque groupe musculaire comme il se doit sans qu'il y ait un effort trop important afin que votre corps soit en parfait équilibre et qu'il n'y ait pas de tension. Lorsque le corps est statique, il doit être détendu mais tonique.

POSTURE DYNAMIQUE

debout. L'exercice ci-après vous apprend à retrouver l'équilibre et l'alignement de votre corps. Si vous pratiquez chez vous, placez-vous devant un miroir de façon à voir tout votre corps et par là même, à corriger votre posture comme il se doit. Prenez conscience de chacune des parties de votre corps et revenez à cette posture chaque fois que vous pratiquez un exercice en position debout. À la fin d'un exercice, reprenez également cette posture pour rétablir l'équilibre de votre corps.

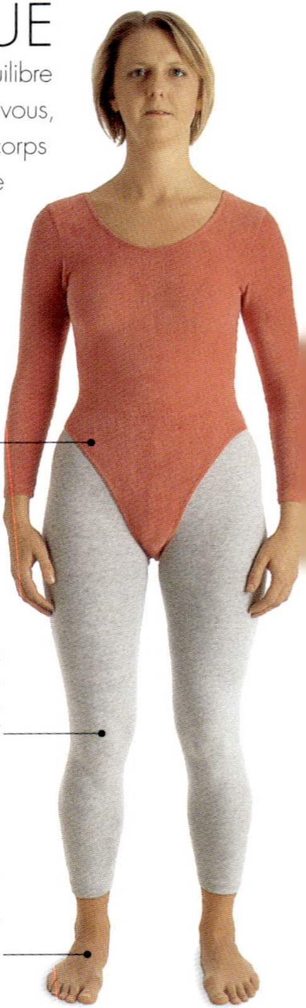

Transférer le poids du corps

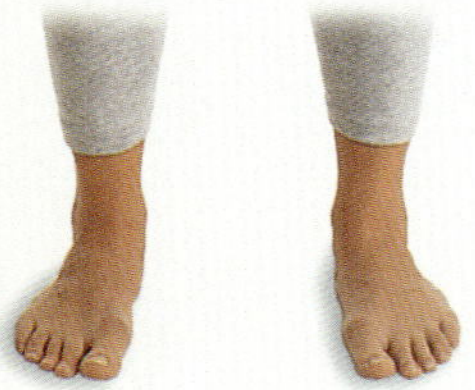

Pour améliorer votre équilibre, transférez le poids du corps sur l'avant de la plante des pieds en décollant les talons puis sur les talons en décollant les orteils. Contractez les muscles du centre d'énergie afin de stabiliser votre buste. Si vous n'arrivez pas à garder votre équilibre, utilisez un support.

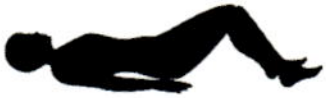

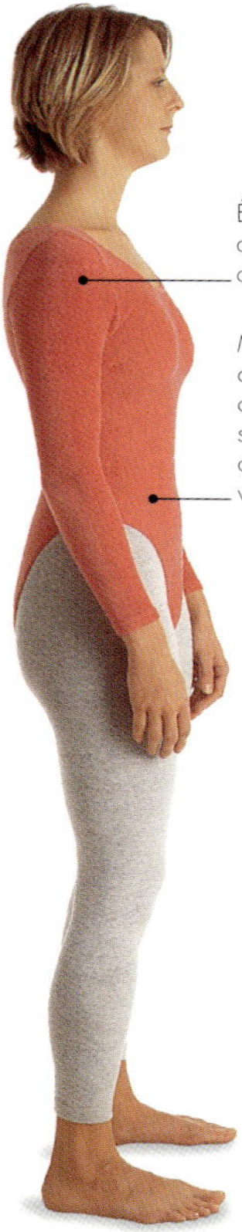

Mouvements du bassin

Pour trouver la position neutre de votre bassin lorsque vous êtes debout, basculez-le plusieurs fois d'avant en arrière.

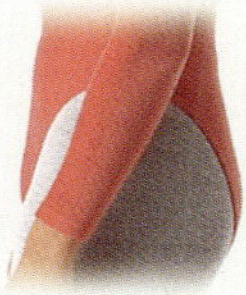

Basculez le pubis vers l'avant pour atténuer la courbure lombaire.

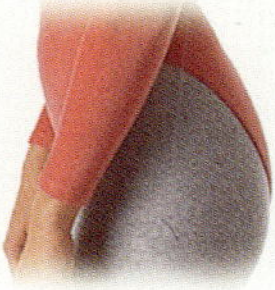

Basculez le bassin vers l'arrière pour accentuer la courbure lombaire puis revenez à la position neutre du bassin.

Genoux fléchis

Cet exercice renforce la stabilité et l'alignement de votre corps en position debout. Inspirez puis en expirant, fléchissez les genoux en veillant à ce qu'ils soient dans l'alignement des pieds. Baissez-vous le plus possible sans décoller les talons. Inspirez et relevez-vous. Le corps est toujours aligné.

Avoir conscience de sa colonne vertébrale

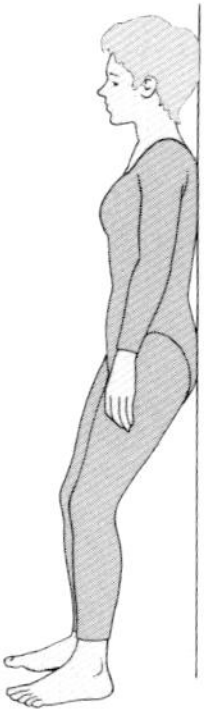

Alignement du corps

Appuyez-vous contre un mur. Votre corps est parfaitement aligné. Restez concentré(e) du début à la fin de l'exercice.

Comme nous l'avons vu, la colonne vertébrale n'est pas un bloc indissociable mais un ensemble constitué de 33 os différents. Pour utiliser et muscler votre dos sans risque de blessure, vous devez impérativement garder à l'esprit cette structure segmentée. Les exercices de la méthode Pilates seront inefficaces si vous ne tenez pas compte de la mobilité inhérente mais limitée du dos et si vous ne sollicitez pas les muscles du centre d'énergie qui soutiennent le torse et lui permettent de bouger. Les exercices présentés dans cet ouvrage rendent votre colonne vertébrale plus flexible et vous enseignent comment effectuer les différents mouvements sans traumatiser votre corps. Pour ce faire, vous devez apprendre à identifier et contrôler chacun des muscles sollicités pour une action déterminée. Vous devez notamment faire travailler les abdominaux les plus profonds afin qu'ils protègent et tonifient votre dos lors d'une extension ou d'une flexion. La flexion avant est un des exercices fondamentaux de la méthode Pilates. Plus difficile qu'il n'y paraît, le mouvement est basé sur la coordination de plusieurs actions. La mobilité de la colonne vertébrale est accrue alors que les muscles du centre d'énergie contrôlent le mouvement. Les muscles sur les faces antérieure et postérieure du corps sont sollicités deux par deux afin de générer le mouvement et de préserver l'alignement du corps. La flexion avant développe l'équilibre et vous permet de prendre conscience de la répartition du poids du corps sur les pieds. Vos jambes doivent être actives sans pour autant dominer l'exercice.

Flexion avant en appui contre un mur

Dans un premier temps, prenez appui contre un mur afin que votre corps soit parfaitement aligné. Procédez ainsi tant que vous ne serez pas capable de sentir si votre corps est ou non aligné. Choisissez l'image qui vous convient le mieux afin de visualiser votre dos qui, vertèbre après vertèbre, décolle du mur en partant de la nuque jusqu'à la base de la colonne vertébrale. Le mouvement inverse qui vous permet de vous relever vous demande également un effort physique et mental. Redressez-vous lentement vertèbre par vertèbre.

Un peu plus difficile

Lorsque vous maîtriserez l'exercice ci-après, essayez de faire le même mouvement mais cette fois sans vous appuyer contre un mur. Vérifiez la position de départ (voir page 126) puis contractez fortement les muscles du centre d'énergie afin que votre corps reste stable et aligné.

FLEXION AVANT

Pour cet exercice, choisissez un pan de mur libre contre lequel vous pouvez vous appuyer. Prenez la position de départ et vérifiez que toutes les parties de votre corps – notamment le dos et les épaules – sont détendues. La tête, la nuque et la colonne vertébrale sont parfaitement alignées. Les bras sont décontractés et dégagés du torse.

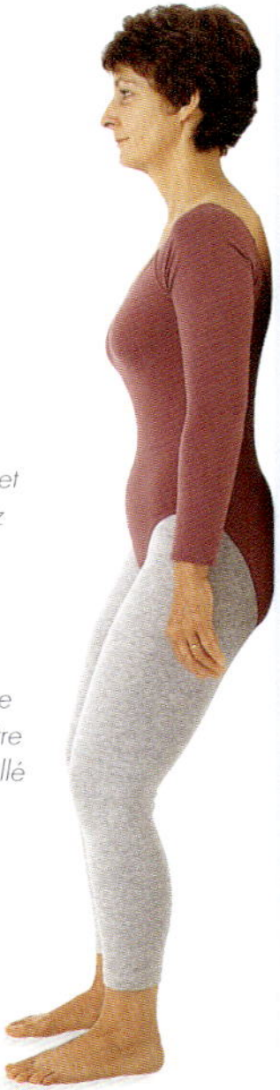

1 *Vous êtes debout près d'un mur, les pieds à l'écartement des hanches et à 30 cm du mur. Appuyez votre dos contre le mur et fléchissez légèrement les genoux afin qu'ils soient dans l'alignement des chevilles. Vérifiez que votre bassin est en position neutre et que votre sacrum est collé au mur.*

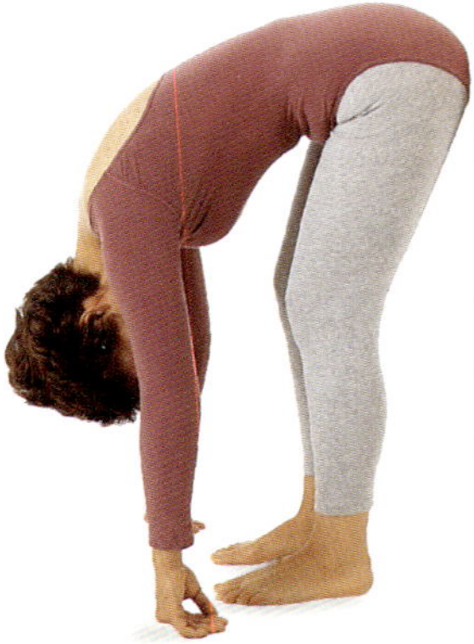

2 *Inspirez. Vos omoplates sont tirées vers le bas du dos. Expirez. Vos côtes s'abaissent vers votre taille et votre tête se penche doucement vers l'avant. Votre colonne vertébrale décolle du mur, vertèbre après vertèbre. Vos bras sont décontractés et se rapprochent du sol. Les genoux et le bassin sont stables.*

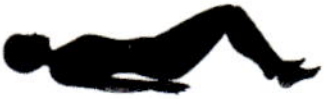

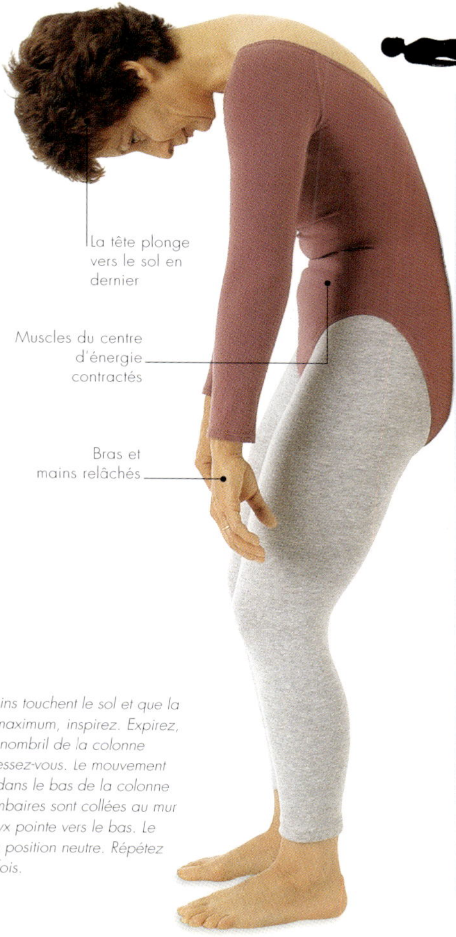

3 *Lorsque vos mains touchent le sol et que la flexion est à son maximum, inspirez. Expirez, rapprochez votre nombril de la colonne vertébrale et redressez-vous. Le mouvement prend naissance dans le bas de la colonne vertébrale. Les lombaires sont collées au mur alors que le coccyx pointe vers le bas. Le bassin retrouve sa position neutre. Répétez l'exercice quatre fois.*

Le rôle fondamental des pieds

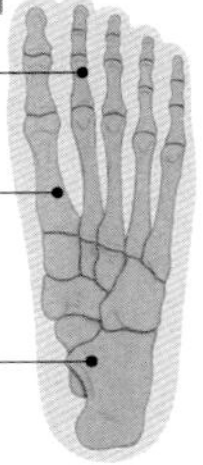

La structure du pied
Le pied est constitué de 26 os qui lui assurent robustesse et flexibilité.

Les pieds permettent l'appui au sol. Ils garantissent la stabilité dans la station debout et la marche. D'un point de vue philosophique, les pieds peuvent être considérés comme le lien entre vous et la terre, source de vie. Même si vous ne voulez pas vous laisser entraîner dans de telles considérations, vous comprendrez aisément que pour vous sentir bien, vous devrez prendre soin de vos pieds. Nous avons tous, un jour ou l'autre, ressenti un bien-être en nous asseyant et surélevant nos pieds après avoir marché ou être resté(e) plusieurs heures debout. Un bon massage de pieds permet à toutes les parties du corps de se détendre. Rien d'étonnant que la méthode Pilates accorde une place prépondérante aux pieds.

Flexibilité

Les pieds et les chevilles doivent être suffisamment robustes et flexibles pour supporter le poids du corps et lui permettre de rester en équilibre. Le pied est constitué de 26 os formant une voûte et maintenus en place par une multitude de ligaments et de tendons. Sans cette arche osseuse particulièrement flexible qui amortit les chocs lorsqu'il se lève et s'abaisse sur le sol, le pied ne pourrait effectuer ni flexion ni extension. Au fil des ans, si vous ne prenez pas soin de vos pieds, ils auront du mal à remplir leur rôle. Des chaussures trop serrées peuvent être à l'origine de lésions ou de crampes. La plante des pieds étant comprimée, elle ne peut plus supporter le poids du corps comme il se doit.

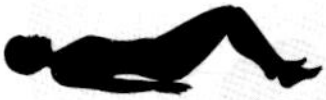

Marchez pieds nus le plus souvent possible, afin de tonifier les muscles et de laisser respirer vos pieds, trop longtemps emprisonnés dans des chaussures.

Bienfaits de la méthode Pilates

Les exercices de la méthode Pilates vous aident à retrouver la flexibilité et la mobilité de vos pieds et de vos chevilles. Les mouvements circulaires des chevilles sont très efficaces. Plus les chevilles sont flexibles, plus les jambes bougent librement et moins il y a de tensions dans le dos. Les flexions et les extensions tonifient et augmentent la flexibilité naturelle de l'arche osseuse. Les pieds plus robustes peuvent alors être sollicités plus longtemps et mieux absorber les à-coups qui, dans le cas contraire, seraient ressentis au niveau de la colonne vertébrale. Si les muscles sont suffisamment toniques, vous pourrez isoler les orteils afin qu'ils restent décontractés lorsque la pointe du pied est tendue, et tendus lorsque le pied est en flexion.

EXERCICES STIMULANT LES PIEDS

et les chevilles. Les exercices se pratiquent pieds nus. Pour les mouvements circulaires des chevilles, veillez à ce qu'il n'y ait aucune tension. Les articulations n'étant pas habituées à être au repos, elles ont tendance à se contracter dès qu'une force est exercée. Soyez patient(e) et mobilisez vos chevilles qui doivent rester souples. Les exercices qui sollicitent les pieds et les orteils sont plus difficiles qu'il n'y paraît. En général, nous sommes peu habitués à contrôler les mouvements de nos orteils. De plus, les muscles et les nerfs des orteils répondent rarement aux ordres émanant du cerveau. Travaillez régulièrement afin de prendre conscience de l'extraordinaire potentiel qu'offrent vos pieds.

Mouvements circulaires des chevilles

Vous êtes allongé(e) sur le dos, les genoux fléchis. Levez une jambe en soutenant la cuisse avec vos mains. Faites des mouvements circulaires dans le sens des aiguilles d'une montre puis dans le sens contraire. Répétez l'exercice en changeant de jambe.

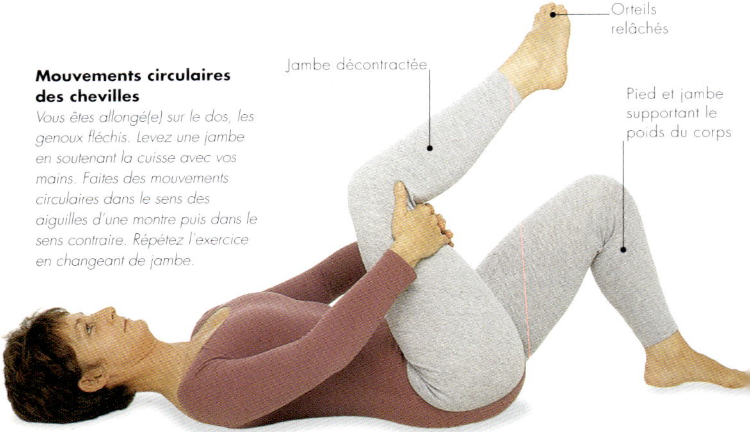

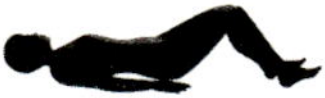

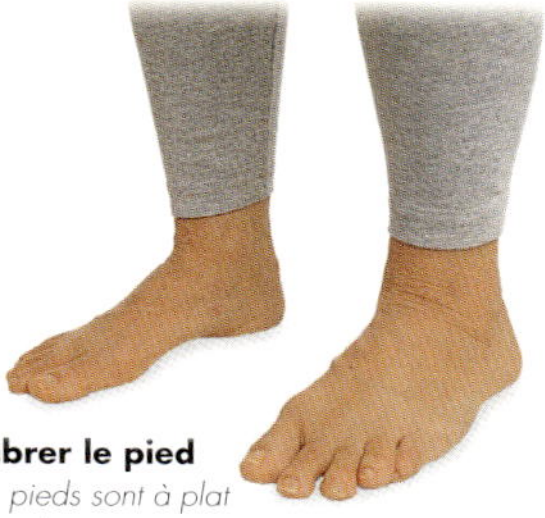

Cambrer le pied

1 *Les pieds sont à plat sur le sol.*

2 *Contractez les muscles sous le pied comme si vous vouliez amener la plante du pied le plus près possible du talon. Les orteils sont détendus et pointent vers l'avant. Répétez l'exercice dix fois puis recommencez avec l'autre pied.*

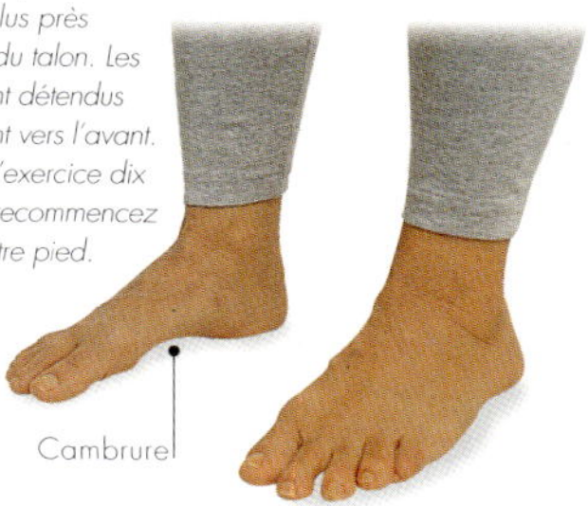

Pointe de pied tendue et en flexion

1 *Tendez la pointe du pied. Il n'y a aucune tension dans les orteils.*

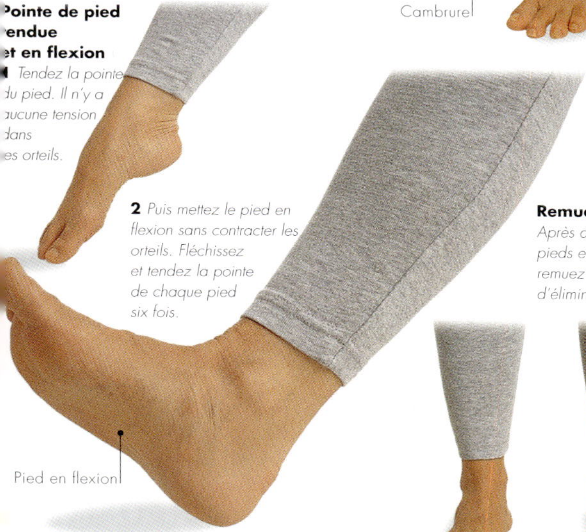

2 *Puis mettez le pied en flexion sans contracter les orteils. Fléchissez et tendez la pointe de chaque pied six fois.*

Remuer les orteils

Après avoir stimulé vos pieds et vos chevilles, remuez les orteils afin d'éliminer toute tension.

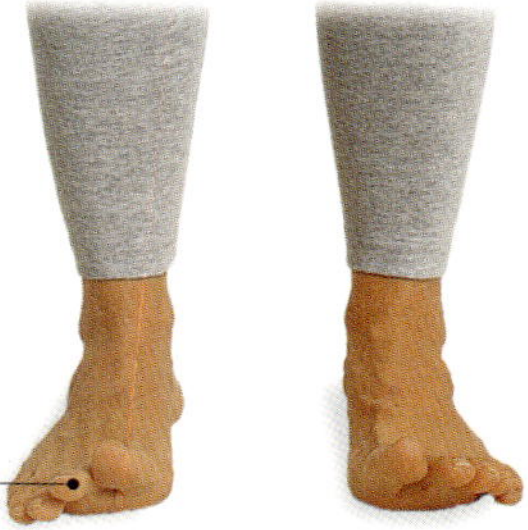

Répartir le poids du corps sur les pieds

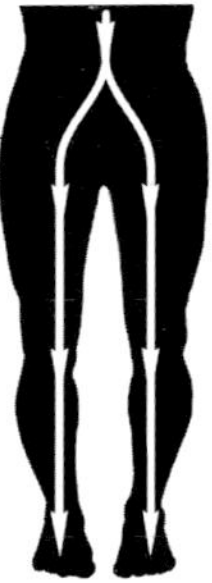

La répartition du poids du corps

Lorsque le bassin est équilibré (à gauche), le poids du corps est également réparti sur les deux pieds. Si la hanche droite est plus haute que la gauche, le poids du corps repose plus sur la jambe gauche, créant un déséquilibre (à droite).

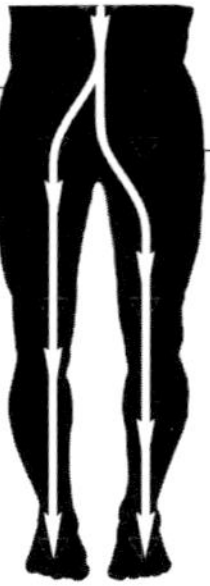

Plus la base sur laquelle repose une charge est large, plus la charge est stable. Lorsque vous êtes debout, les pieds écartés, vous avez moins de risque de perdre l'équilibre que pieds joints ou en appui sur une seule jambe. Il est également plus difficile de garder en équilibre une charge mobile qu'une charge statique. En exécutant un mouvement, comme celui de marcher, le poids de notre corps se déplace et nous devons faire en sorte qu'il reste en équilibre et soit également réparti sur nos deux pieds. Nous corrigeons constamment notre posture sans même nous en rendre compte et notre corps contrôle parfaitement ces mouvements souvent imperceptibles. Lorsque nous portons un sac à dos très lourd, notre corps se penche spontanément en avant, et nous devons corriger notre posture lorsque nous sommes debout mais aussi lorsque nous marchons ou nous asseyons. Cela demande de la concentration et des efforts, ce qui explique pourquoi nous ressentons alors une grande fatigue.

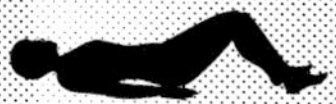

Économiser ses gestes

Même si votre corps doit savoir trouver son équilibre lorsque vous bougez, les exercices de la méthode Pilates vous apprendront à maîtriser votre corps afin que vous économisiez vos mouvements et que vous ayez à faire le moins d'efforts possible pour corriger votre posture et retrouver votre équilibre. Chacun de vos mouvements n'en sera que plus fluide et plus gracieux et votre silhouette embellie. Dans les exercices présentés ci-après, veillez à ce que votre corps – et en particulier votre bassin – reste stable lorsque le poids de votre corps est transféré d'un pied à l'autre. Vos hanches doivent être alignées lorsque vous marchez afin d'éviter toute tension. Le second exercice vous apprend à garder votre équilibre lorsque votre centre de gravité change. Il augmente la flexibilité de vos pieds et stimule chacun des muscles, y compris ceux qui ne sont pas toujours sollicités à bon escient.

ASSOUPLISSEMENT DU PIED

Faites l'exercice ci-après pieds nus afin que les deux pieds soient en contact avec le sol, que vos orteils s'écartent et travaillent plus efficacement. L'exercice est relativement simple. Toutefois, essayez de rester concentré(e) afin que le mouvement soit parfaitement contrôlé et que votre bassin reste stable. Visualisez les articulations des hanches, des genoux, des chevilles et des pieds qui bougent librement alors que le bassin et le haut du corps sont alignés. Ne sollicitez jamais un pied plus que l'autre.

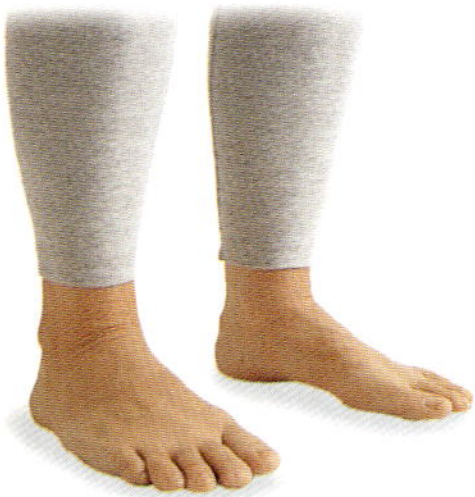

1 *Vous êtes debout (voir page 126). Inspirez. Votre colonne vertébrale s'allonge. Expirez et contractez les muscles du centre d'énergie. Décollez lentement un talon du sol. Le genou fléchit et pointe vers l'avant. Baissez le talon et répétez l'exercice avec l'autre pied. Faites cinq séries en marquant une pause lorsque vous changez de pied.*

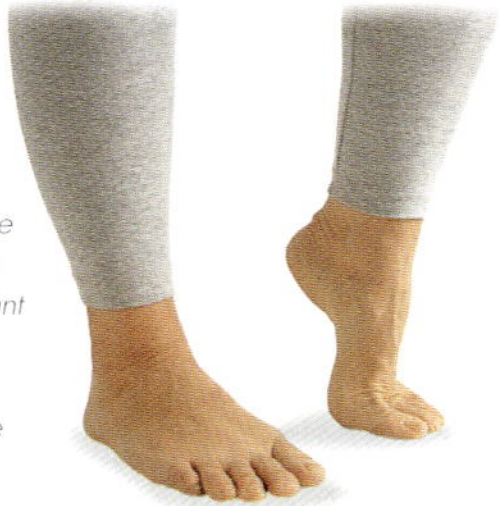

2 *Répétez le mouvement mais cette fois sans marquer de pause et en enchaînant le mouvement. Levez un talon au moment où vous posez l'autre talon sur le sol.*

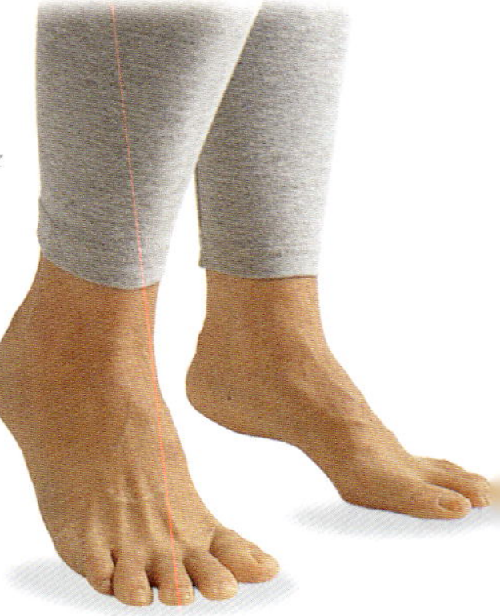

3 *Essayez de garder le même rythme du début à la fin de l'exercice. Le bassin reste aligné et stable*

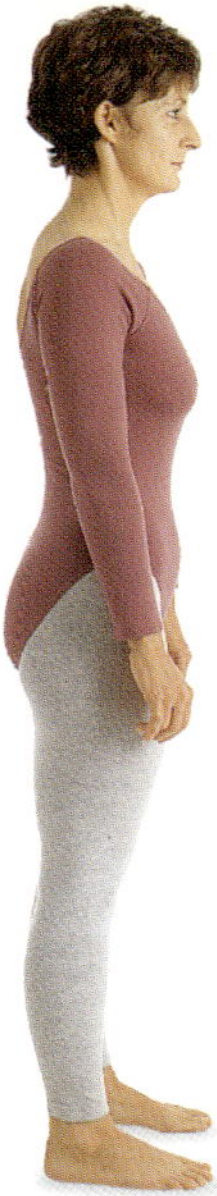

1 *Vous êtes debout (voir page 126).*

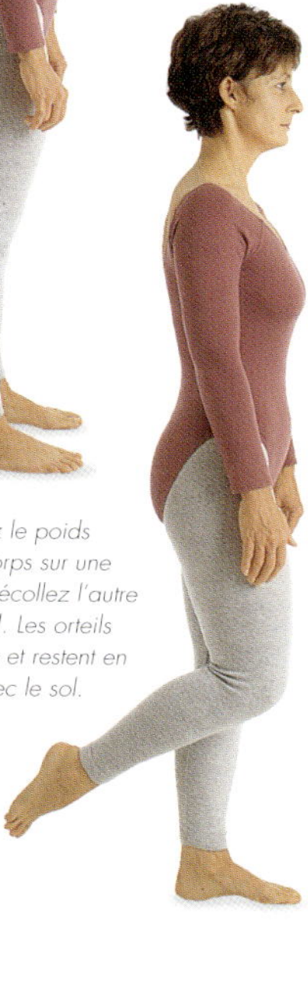

2 *Basculez le poids de votre corps sur une jambe et décollez l'autre pied du sol. Les orteils sont tendus et restent en contact avec le sol.*

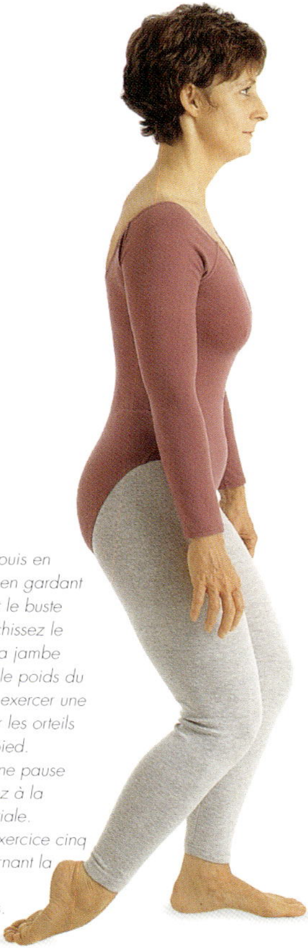

3 *Inspirez puis en expirant et en gardant le bassin et le buste stables, fléchissez le genou de la jambe supportant le poids du corps pour exercer une pression sur les orteils de l'autre pied. Marquez une pause puis revenez à la position initiale. Répétez l'exercice cinq fois en alternant la position des jambes.*

S'évaluer

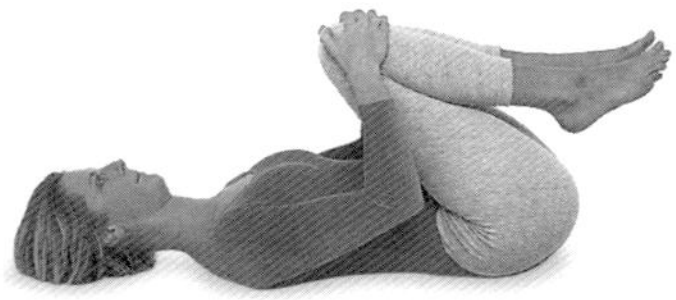

Développer la confiance en soi
Plus vous pratiquerez chacun des exercices, plus vous les maîtriserez et plus ils vous seront bénéfiques.

Si vous faites régulièrement vos exercices depuis plusieurs semaines, il doit vous tarder d'aller plus loin. Toutefois, il vous faut évaluer votre aptitude à des exercices plus complexes.

La respiration

Au fil des jours, il vous est plus facile de gonfler et d'abaisser votre cage thoracique selon que vous inspirez ou expirez. Par ailleurs, vous parvenez à coordonner votre respiration et les mouvements. S'il vous arrive de mal maîtriser votre respiration, reportez-vous aux pages 60 à 63.

Les muscles du centre d'énergie

Prendre conscience des muscles du centre d'énergie et savoir les contracter au moment des inspirations pour que le ventre se creuse est l'un des principes de base de la méthode Pilates. Pratiquement tous les exercices présentés précédemment sollicitent, plus ou moins, ces muscles et vous devez maintenant sentir lorsque vos abdominaux se contractent pour supporter votre dos. Si vous avez du mal à contracter les muscles adéquats, par exemple, si votre ventre « ressort » lors d'une flexion du tronc (voir page 102), il vous sera difficile d'aborder des exercices plus complexes.

Prendre conscience de son corps

Vous devez avoir conscience de chacune des parties de votre corps et notamment être capable de trouver la position neutre de votre bassin avant de commencer un exercice et d'identifier la position de vos épaules ainsi que de vos omoplates. Si vous avez du mal à dire si l'alignement de votre corps est

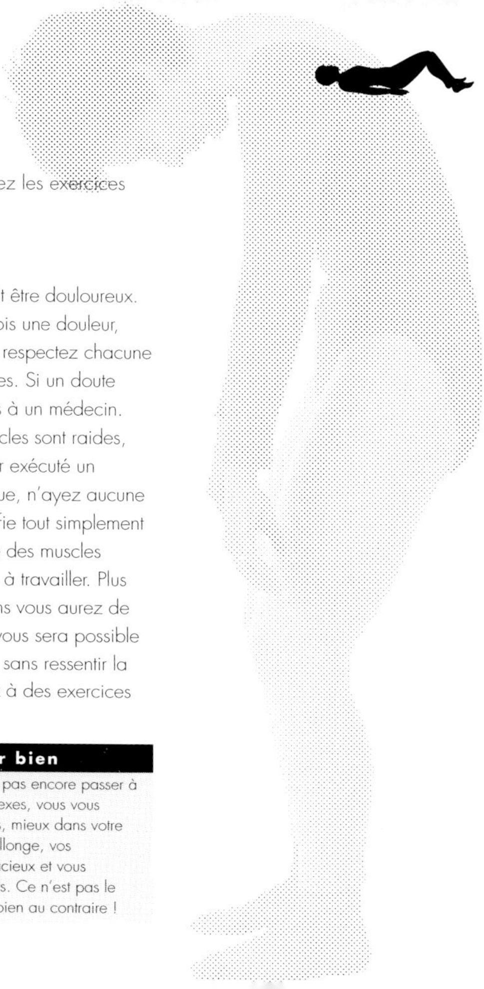

correct ou non, revoyez les exercices de base.

Douleur ou gêne

Aucun exercice ne doit être douloureux. Si vous ressentez parfois une douleur, assurez-vous que vous respectez chacune des instructions données. Si un doute persiste, adressez-vous à un médecin. Si par contre, vos muscles sont raides, notamment après avoir exécuté un exercice assez physique, n'ayez aucune inquiétude. Cela signifie tout simplement que vous avez sollicité des muscles jusque-là peu habitués à travailler. Plus vous pratiquerez, moins vous aurez de courbatures. Lorsqu'il vous sera possible de faire des exercices sans ressentir la moindre gêne, passez à des exercices plus complexes.

Se sentir bien

Même si vous ne pouvez pas encore passer à des exercices plus complexes, vous vous sentez, au fil des séances, mieux dans votre corps. Votre silhouette s'allonge, vos mouvements sont plus gracieux et vous demandent moins d'efforts. Ce n'est pas le moment de vous arrêter, bien au contraire !

DES EXERCICES POUR INITIÉS

Dans ce chapitre sont regroupés des exercices plus complexes. Pour les réaliser, il est impératif de contrôler votre respiration et d'enchaîner les mouvements sans à-coups. Nombre d'entre eux sollicitent les muscles du centre d'énergie. Pour pouvoir intégrer ces exercices dans vos séances, vous devez maîtriser les mouvements de base. Gardez à l'esprit que la méthode Pilates n'est pas une course contre la montre et que chacun doit progresser à son rythme. Mieux vaut passer plus de temps sur les exercices de base que de vouloir pratiquer des enchaînements complexes sans être parfaitement préparé, au risque de se blesser.

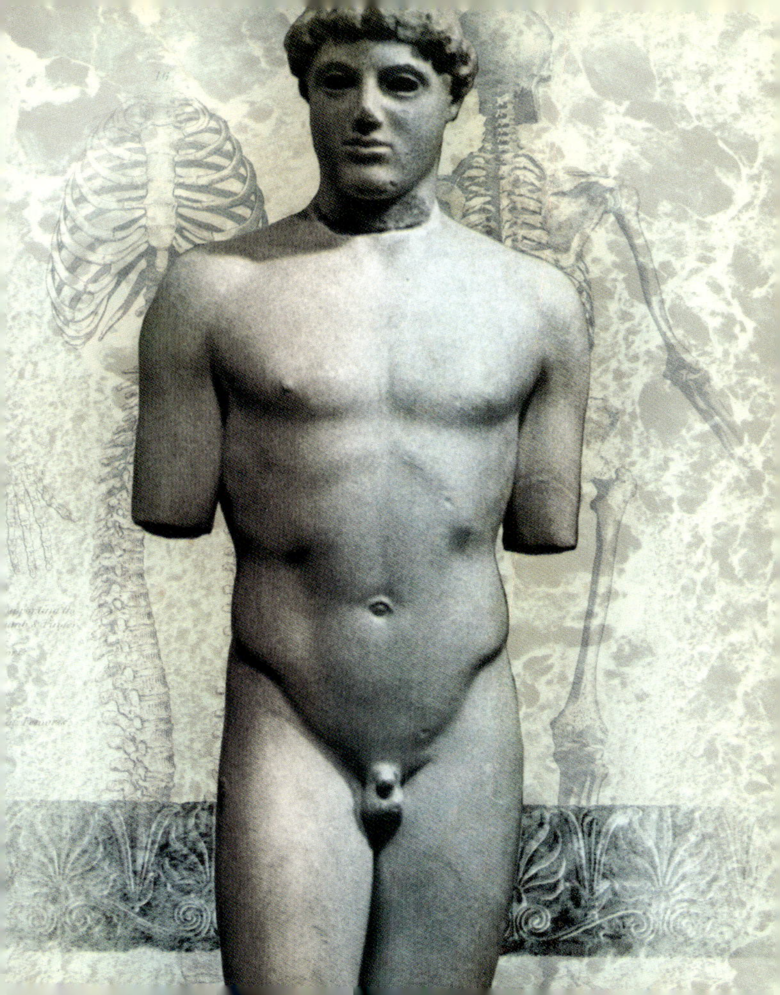

La respiration : un facteur clef

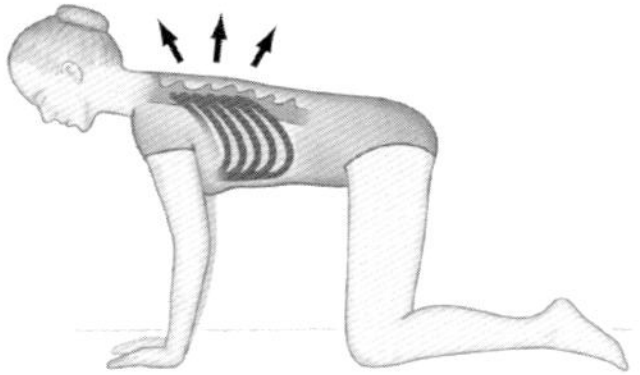

Pousser la respiration

Lorsque vous êtes en quadrupédie, vous sentez, à chaque inspiration, votre cage thoracique qui se soulève et se gonfle.

Quel que soit l'exercice réalisé, il est primordial que vous contrôliez votre respiration. Vous savez maintenant que votre respiration a une influence sur votre corps lorsqu'il est au repos ou lorsque vous faites un effort physique. De plus, pour chaque exercice, vous privilégiez désormais la respiration thoracique. Au fil du temps, vous contrôlerez de mieux en mieux vos inspirations et vos expirations et vous prêterez attention aux mouvements effectués par votre cage thoracique qui se soulève et gonfle lorsque l'air pénètre dans votre corps et s'abaisse lorsqu'il est expulsé. Même si les exercices de la méthode Pilates n'agissent pas autant sur les systèmes cardio-vasculaire et pulmonaire que l'aérobic, les bienfaits sont incontestables. La capacité respiratoire est accrue, l'apport en oxygène est plus important et l'expulsion de l'air vicié plus efficace. Vous avez plus d'énergie et de dynamisme.

Bien respirer au quotidien

Dès que vous en avez la possibilité, faites quelques exercices respiratoires. Lorsque vous vous trouvez dans la file d'attente d'un grand magasin ou que vous prenez une pause-déjeuner sans quitter votre bureau, concentrez-vous et pratiquez la respiration thoracique. Plus vous vous entraînerez, plus cette technique respiratoire sera naturelle pour vous et moins vous éprouverez de difficultés à fournir certains efforts, tels que vous tourner ou soulever une charge. Vos mouvements seront plus libres et plus fluides. Par conséquent, les risques de blessures diminueront.

Des exercices plus complexes

L'exercice respiratoire des pages 146 et 147 se pratique en quadrupédie. Lorsque vous inspirez et que vous expirez, vous avez conscience des mouvements sur la face postérieure de la cage thoracique alors que, parallèlement, vous sollicitez les muscles du centre d'énergie pour stabiliser les courbures naturelles de votre dos et que vous corrigez la position de vos omoplates.

La méthode Pilates et la technique Alexander

La plupart des exercices respiratoires préconisés par la méthode Pilates ont de nombreux points communs avec ceux de la technique Alexander. Les deux approches sont bénéfiques à l'organisme et parfaitement compatibles.

EXERCICE RESPIRATOIRE en quadrupédie.

Pour cet exercice, vous êtes en quadrupédie sur le sol. Avant toute chose, vérifiez que vos épaules et vos mains sont alignées ainsi que vos genoux et vos hanches. Le but de l'exercice est de garder, au moment de l'inspiration, la partie inférieure du corps stable alors que la cage thoracique remonte et se gonfle. Pour ce faire, sollicitez les muscles du centre d'énergie, y compris les muscles pelviens, tandis que le haut du dos et les épaules sont décontractés. La nuque et la colonne vertébrale sont alignées. La courbe lombaire reste naturelle.

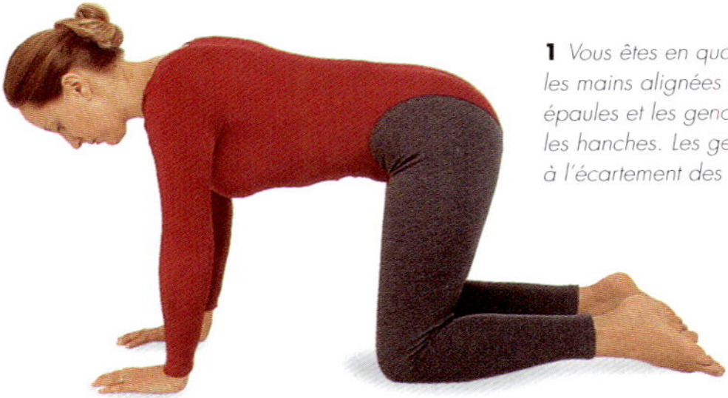

1 *Vous êtes en quadrupédie, les mains alignées avec les épaules et les genoux avec les hanches. Les genoux sont à l'écartement des hanches.*

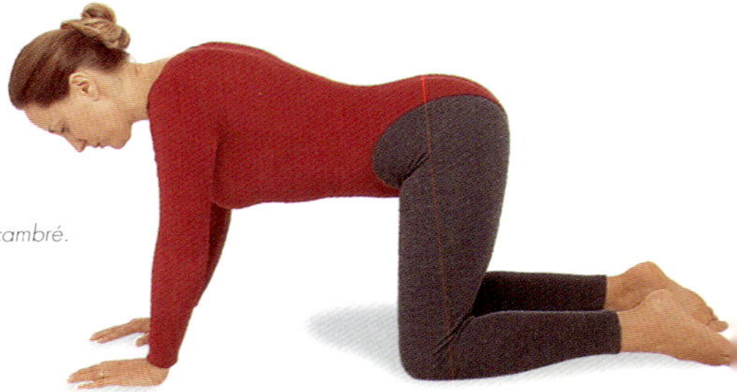

2 *Le dos est cambré.*

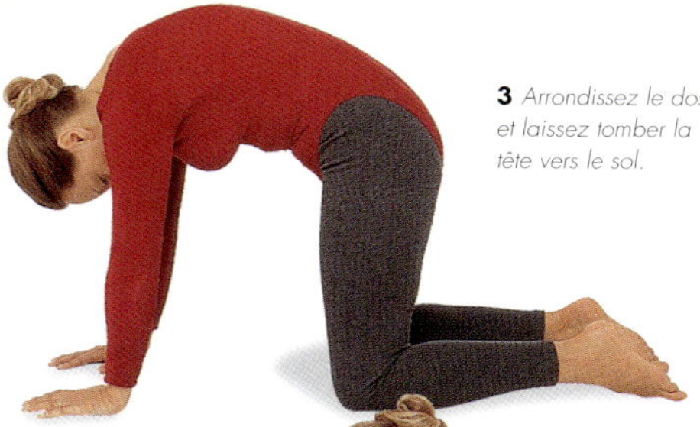

3 *Arrondissez le dos et laissez tomber la tête vers le sol.*

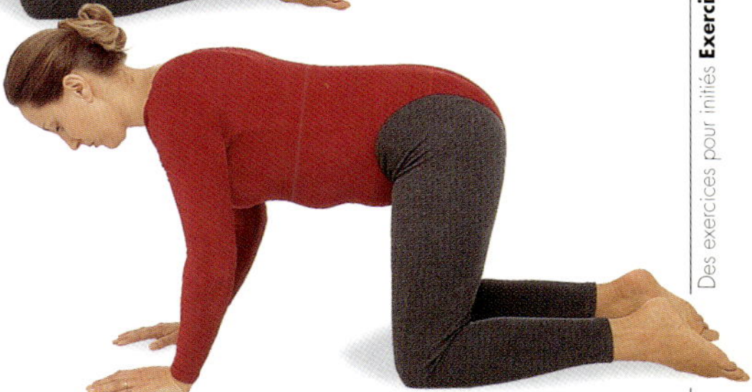

4 *Puis revenez à la position de départ, soit une position « neutre » avec le dos plat et parallèle au sol.*

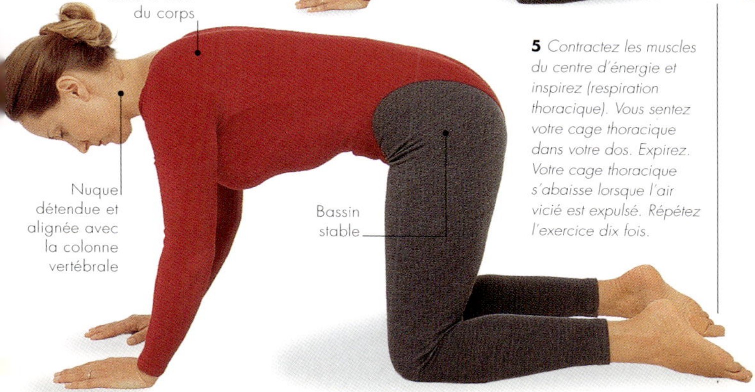

5 *Contractez les muscles du centre d'énergie et inspirez (respiration thoracique). Vous sentez votre cage thoracique dans votre dos. Expirez. Votre cage thoracique s'abaisse lorsque l'air vicié est expulsé. Répétez l'exercice dix fois.*

Soulever le bassin

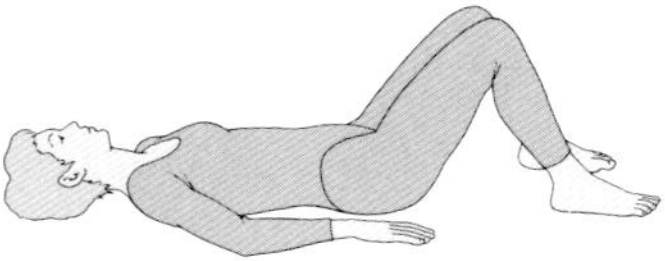

Élévation du bassin

Avant toute chose, vérifiez que les différentes parties du corps sont alignées et que la colonne vertébrale et le bassin sont à la position neutre.

En pratiquant l'exercice des pages 86 et 87, vous avez peu à peu constaté la structure segmentée de votre colonne vertébrale. En entamant la méthode Pilates, vous aviez peut-être du mal à identifier vos vertèbres comme étant des éléments isolés faisant partie d'un tout. Au fil du temps, alors que votre colonne vertébrale devenait de plus en plus mobile et que étiez plus à l'écoute de votre corps, vous avez petit à petit apprécié et ressenti les possibilités et les limites de votre rachis. Parallèlement, vous avez appris à solliciter les muscles du centre d'énergie pour stabiliser votre torse. Peu à peu, vous avez pris de l'assurance. Les exercices présentés aux pages 150 et 151 sont plus difficiles car basés sur des mouvements plus complexes. Toutefois, pour les réaliser, il vous faut maîtriser parfaitement l'exercice de base.

Dans ces exercices, le plus difficile est de garder le bassin stable et de ne pas cambrer le haut du dos au moment où vous levez les bras au-dessus de votre tête. Ce mouvement augmente l'étirement de la colonne vertébrale et rend les épaules plus mobiles. Il est important que l'enroulement de la colonne vertébrale soit contrôlé par les muscles du centre d'énergie afin que les épaules soient étirées et libérées de toute tension. Pour ces exercices, il est nécessaire que le mouvement et la respiration soient coordonnés. En effet, les mouvements n'en seront que plus fluides.

Il est fort possible, dans un premier temps, que ces exercices vous semblent beaucoup plus complexes que les exercices de base. Travaillez progressivement (voir encadré ci-dessous). Seule une pratique régulière vous permettra de progresser.

Prendre appui sur ses pieds

Pour élever le bassin, les abdominaux doivent être contractés et une pression doit être exercée sur les pieds à plat sur le sol. Tout au long de l'exercice, le poids du corps doit être également réparti sur les trois points d'appui des pieds (voir pages 124-127). Restez concentré(e) pour maintenir cette posture. Essayez de garder vos jambes et vos pieds stables et décontractés du début à la fin de l'exercice.

Étape par étape

À chaque nouvel exercice, soyez sur vos gardes. Même si les exercices de base ont pour but de vous préparer à aborder des exercices plus complexes, certains mouvements ne doivent pas être considérés à la légère. Respectez les instructions données et ne brûlez pas les étapes. Travaillez chaque mouvement. C'est ainsi que vous progresserez sans risque de blessure.

ÉLÉVATION DU BASSIN bras levés et/ou pieds en appui sur un mur.

Les exercices présentés ci-après augmentent les bienfaits de l'exercice de base pages 86-87. Ne les faites pas tant que vous ne maîtrisez pas ce dernier et que le mouvement n'est pas parfaitement contrôlé par les muscles du centre d'énergie. Sollicitez vos abdominaux afin que votre nombril se rapproche de la colonne vertébrale lorsque vous décollez puis abaissez votre rachis, vertèbre après vertèbre. Le fait de lever les bras au-dessus de la tête augmente l'étirement de la colonne vertébrale. Lorsque les pieds sont en appui contre un mur, les abdominaux sont plus fortement sollicités. Comme toujours, restez à l'écoute de votre corps.

Soulever le bassin

Augmentez l'effet de l'exercice de base (voir pages 86-87) en levant les bras au moment où vous inspirez. Gardez les bras au sol lorsque vous décollez la colonne vertébrale et lorsque vous revenez à la position neutre.

1

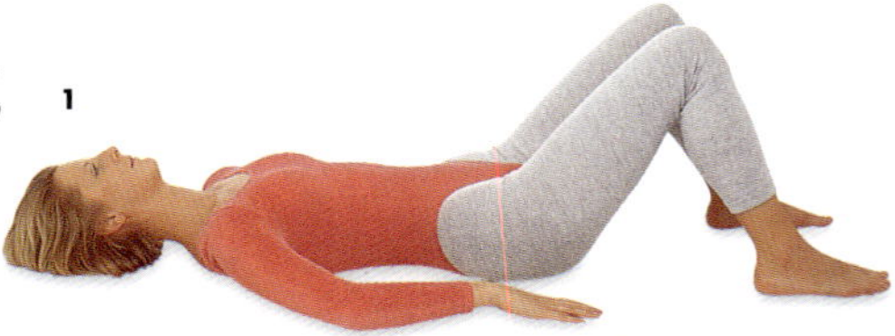

2

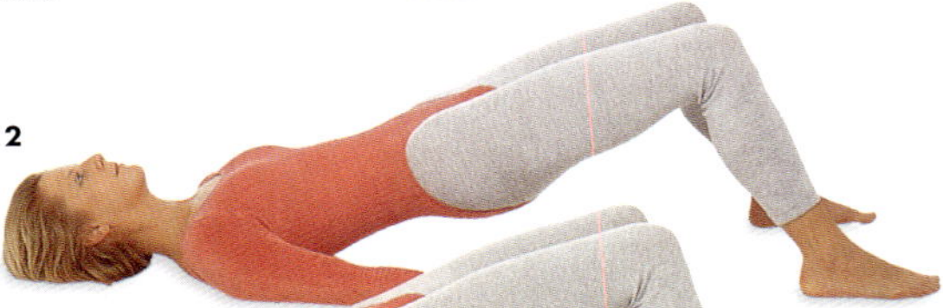

3

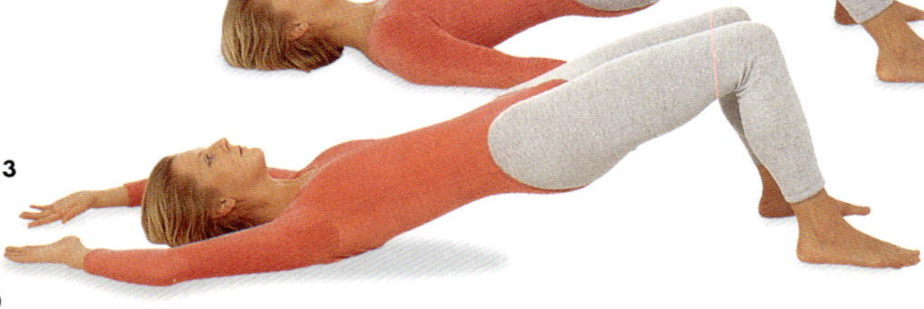

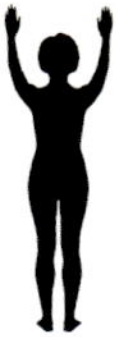

Élévation du bassin, pieds en appui sur un mur

1 *Vous êtes allongé(e) sur le dos, les pieds à l'écartement des hanches en appui sur un mur, les mollets parallèles au sol. La colonne est étirée. Le coccyx pointe vers le sol.*

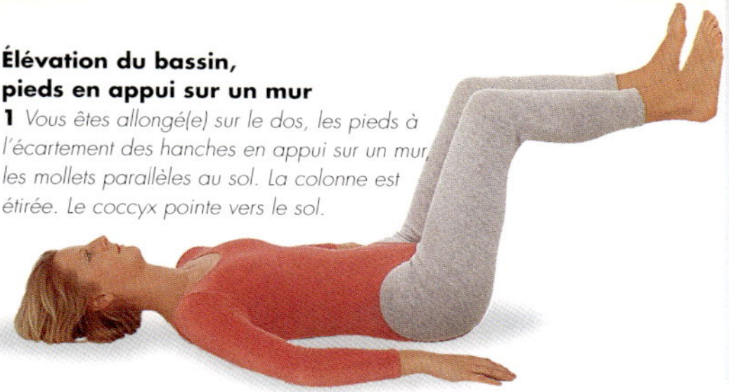

2 *En expirant, contractez les muscles du centre d'énergie afin de décoller la colonne vertébrale du sol de quelques centimètres. Vous exercez une pression sur les deux pieds. Revenez à la position initiale et répétez le mouvement quatre fois.*

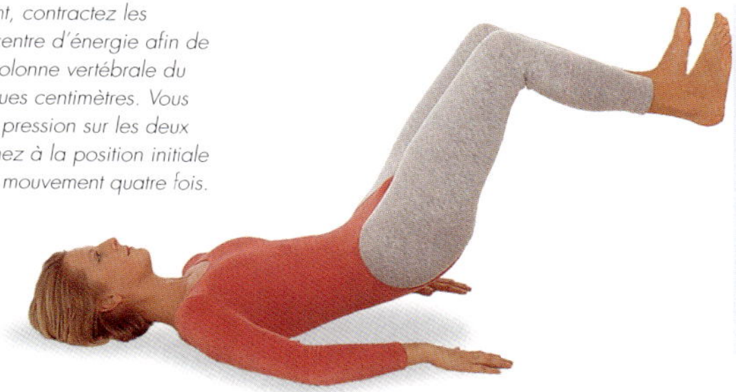

3 *Appuyez plus fortement sur vos pieds et contractez les fessiers. Le haut de la colonne vertébrale quitte le sol. Pour accentuer l'étirement de la colonne vertébrale, levez les bras au-dessus de votre tête comme indiqué page ci-contre.*

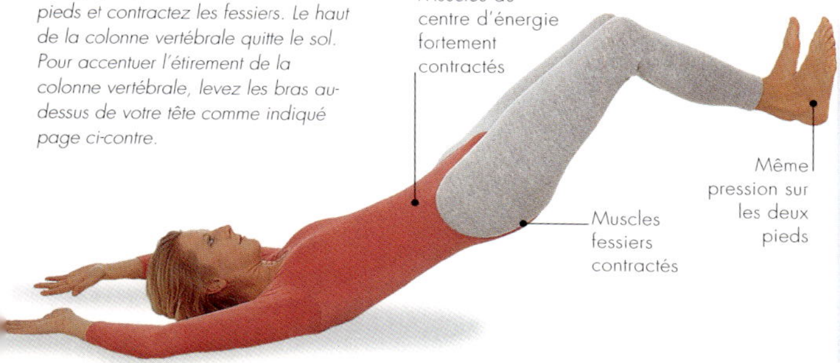

Stabilité du bassin

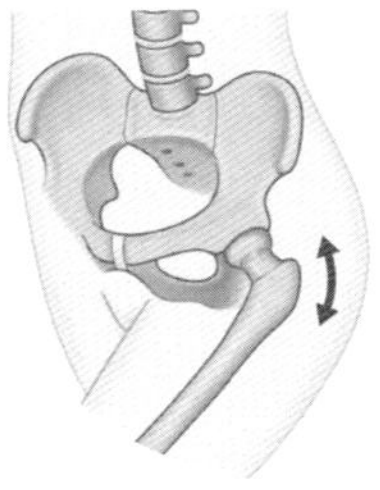

Bassin stable

Lorsque le bassin est stable, le mouvement des jambes initié par l'articulation de la hanche est plus gracieux et demande moins d'effort.

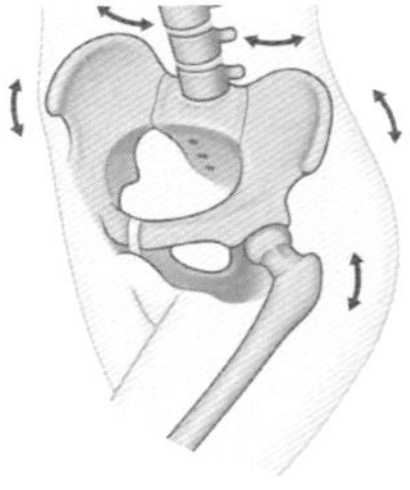

Bassin instable

Lorsque le bassin bouge en même temps que les jambes, une tension se fait sentir dans le torse et la colonne vertébrale.

Pour qu'un mouvement soit fluide et efficace, certaines parties du corps doivent être mobiles et d'autres stables. Pour qu'une articulation bouge librement, il est indispensable que la partie du corps dans laquelle elle se trouve soit stable. Si la zone qui l'entoure bouge également, elle « prend la relève » et l'articulation ne fait plus son travail. Rapidement, elle devient moins mobile et se raidit. De plus, si la partie du corps qui doit être suffisamment stable pour maintenir l'articulation bouge, le corps n'est plus équilibré et diverses tensions se font sentir. Les articulations des hanches qui permettent aux jambes de bouger ne peuvent travailler correctement que si les muscles du centre d'énergie stabilisent le bassin.

Exercices sollicitant les genoux

Les exercices présentés aux pages 154 et 155 complètent la flexion et l'ouverture latérale du genou pages 94-95. Pour les réaliser, vous devez parfaitement maîtriser les exercices de base. Il est impératif que votre bassin reste stable durant tout le mouvement.

Pour faire correctement ces exercices, sollicitez les muscles du centre d'énergie afin qu'ils contrôlent les mouvements latéraux du bassin et des jambes jointes. Le poids des jambes rend les exercices plus difficiles. Les muscles obliques sont particulièrement sollicités. Vous devez également contrôler votre respiration afin que l'abdomen se creuse et que les abdominaux les plus profonds travaillent à bon escient.

Mouvements initiés à partir de la hanche

Lorsque les jambes basculent sur le côté, le mouvement prend naissance dans les hanches et non les genoux. Imaginez que votre bassin et vos jambes forment un bloc indissociable pris dans du béton. La colonne vertébrale pivote afin que le bassin et les jambes s'abaissent sur un côté sous le contrôle des muscles du centre d'énergie. L'omoplate opposée doit rester collée au sol. Si elle se soulève, cela signifie que les muscles du centre d'énergie ne font plus leur travail. Vous devez alors relever vos genoux.

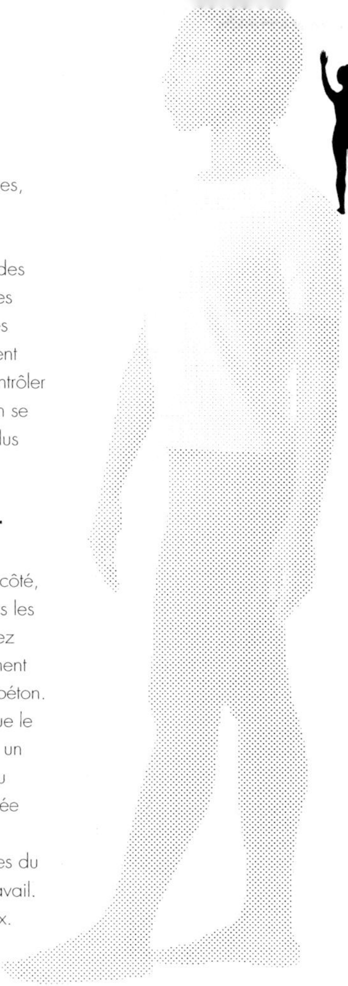

FLEXION DES GENOUX et rotation des hanches

(genoux collés). Dans la première partie de l'exercice, restez concentré(e) afin de ne pas relâcher les muscles du centre d'énergie. En expirant, rentrez le nombril vers la colonne vertébrale afin de creuser votre ventre. Ne basculez pas les genoux sur le côté tant que votre bassin n'est pas stable. Le but de l'exercice n'est pas tant de rapprocher les genoux le plus près possible du sol que de garder votre bassin parfaitement stable. Seule une pratique régulière vous permettra d'amener les genoux de plus en plus près du sol sans décoller les omoplates, le mouvement étant contrôlé par les muscles du centre d'énergie.

1 *Vous êtes allongé(e) sur le dos, les genoux fléchis et le bassin à la position neutre. Les bras sont dégagés du torse. Contractez les muscles du centre d'énergie et, en expirant, levez un genou afin qu'il soit dans l'alignement de la hanche.*

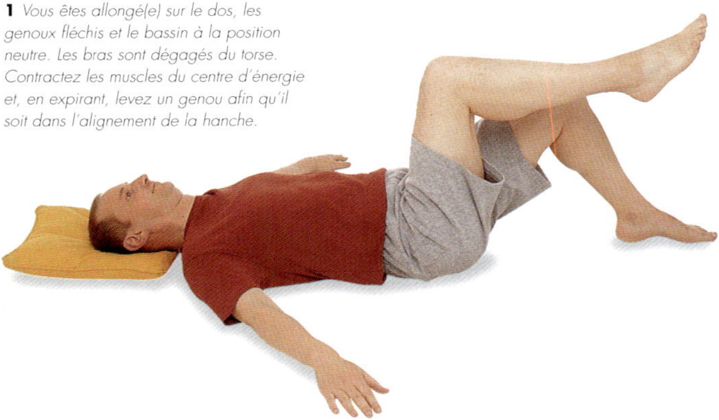

2 *Inspirez puis, en expirant, levez l'autre genou et amenez-le à côté du premier. Jusqu'à la fin de l'exercice, les genoux restent collés.*

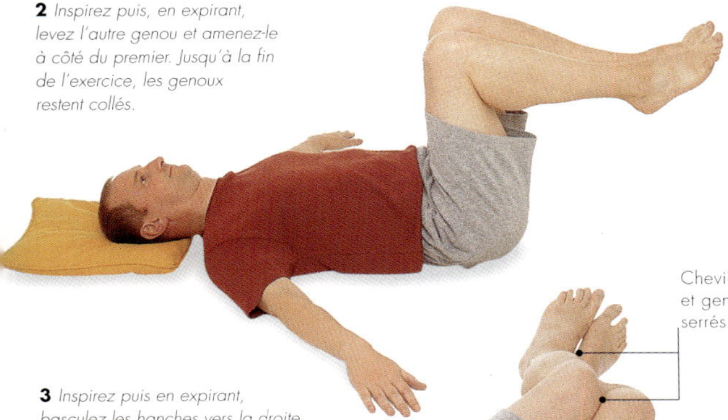

3 *Inspirez puis en expirant, basculez les hanches vers la droite en tournant la tête vers la gauche. Le mouvement prend naissance dans le haut de la hanche. Les genoux sont collés. Les deux omoplates restent en contact avec le sol. Dès que l'omoplate gauche quitte le sol, expirez et ramenez les genoux au centre. Répétez l'exercice de l'autre côté.*

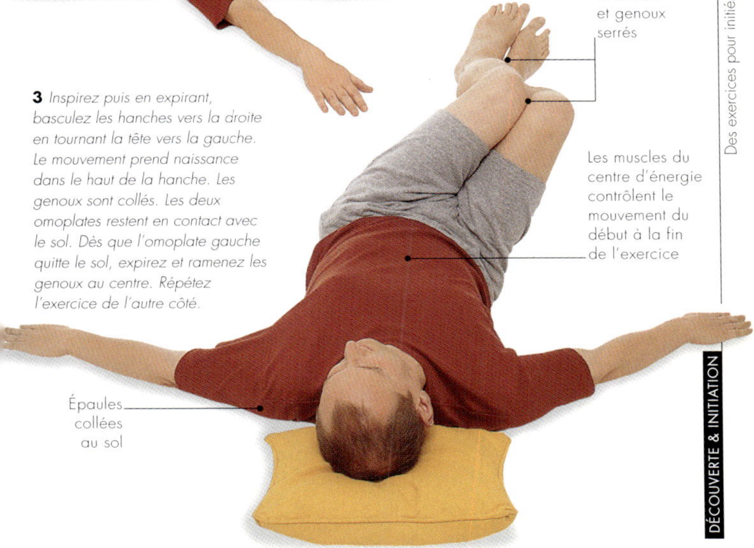

Position assise, jambes tendues

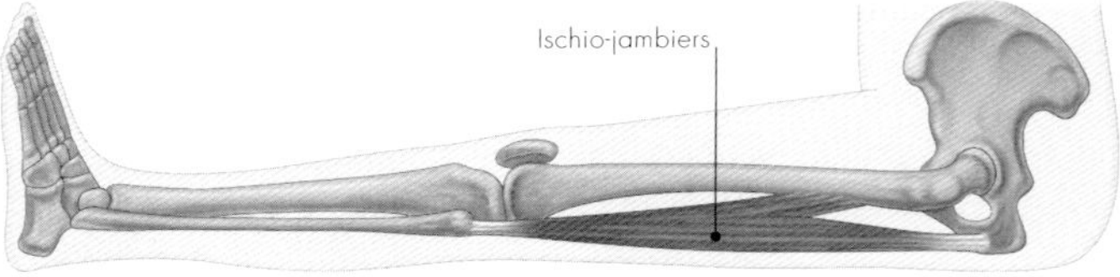

Les exercices en position assise sur le sol, jambes tendues sont plus difficiles qu'il n'y paraît et rares sont les Occidentaux qui peuvent rester dans cette position sans ressentir rapidement une tension ou une contracture dans les mollets. En effet, habitués à passer de longues heures assis sur une chaise, ils ne savent plus étirer leurs ischio-jambiers. Les jeunes enfants passent la plupart de leur temps assis, accroupis ou à quatre pattes sur le sol. Leurs articulations sont flexibles et leurs muscles sont allongés. Être assis sur le sol est une position naturelle que, malheureusement, les adultes perdent au fil des années car à force de rester sur une chaise, leurs articulations se raidissent et leurs muscles se rétractent.

Position assise, jambes tendues

Pour ne ressentir ni gêne ni douleur, en position assise au sol et jambes tendues, étirez les ischio-jambiers.

Les zones sensibles

Si nous avons du mal à rester assis sur le sol, les jambes tendues, c'est tout simplement parce que nous n'avons pas l'habitude de solliciter nos ischio-jambiers (voir pages 96-99). Or, lorsque ces muscles sont raides, il est difficile de s'asseoir en gardant les jambes tendues et le dos droit. En effet, lorsque les ischio-jambiers se rétractent, le bassin n'est plus stable. Par ailleurs, si ces muscles ne sont pas étirés régulièrement, il faudra d'autant plus solliciter ceux du centre d'énergie pour garder une colonne vertébrale droite et étirée.

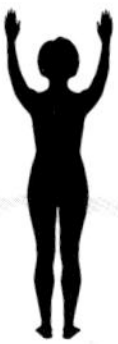

Des exercices appropriés

Depuis environ deux semaines, certains exercices de base vous permettent d'étirer vos ischio-jambiers. L'étirement de ces muscles étant primordial, veillez à inclure ce type d'exercice dans chaque séance.

Lorsque vous vous en sentez capable, essayez de vous asseoir sur le sol, les jambes tendues, les pieds parallèles et légèrement écartés. Le poids de votre corps est également réparti sur vos ischions (os faisant partie de l'os iliaque que vous devez sentir en position assise). Contractez les muscles du centre d'énergie afin de redresser et aligner votre dos. Si vos ischio-jambiers sont peu flexibles, il vous sera difficile de rester assis(e) sur le sol, les jambes tendues. Dans ce cas, glissez un coussin assez dur sous vos fesses et un autre sous vos genoux avant de commencer l'exercice présenté pages 158 et 159. Pour plus de facilité, vous pouvez également vous asseoir en appuyant votre coccyx contre un mur.

ÉTIREMENT DES ISCHIO-JAMBIERS

en position assise. Le premier exercice ci-après favorise l'étirement des ischio-jambiers en position assise. Plus difficile qu'il n'y paraît, il demande de la concentration. Exécutez-le quotidiennement pendant une semaine avant de passer au second mouvement qui comprend l'étirement du dos. Pour réaliser ces deux exercices, la colonne vertébrale doit être mobile et le dos étiré. Une fois encore, faites preuve de vigilance et de patience. Seule une pratique régulière vous permettra de progresser.

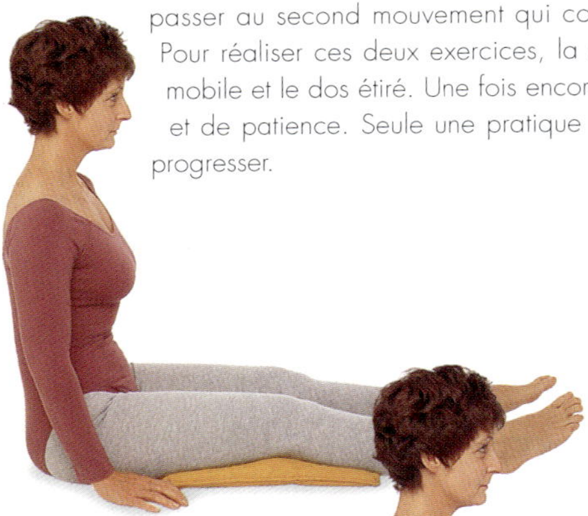

Étirement en position assise

1 *Vous êtes assis(e) sur vos ischions, les jambes tendues. Les genoux pointent vers le haut, les pieds sont parallèles et légèrement écartés. Si nécessaire, glissez un coussin sous vos fesses et un autre sous vos genoux. Inspirez puis, en expirant, contractez les muscles du centre d'énergie. Votre torse s'étire à partir des hanches. Vous ne sentez aucune tension. Répétez l'exercice cinq fois.*

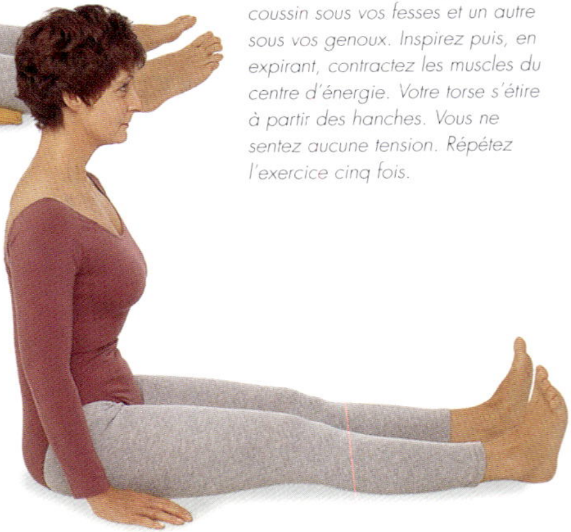

2 *Répétez l'étape 1 mais, en expirant, mettez vos pieds en flexion et poussez sur vos talons. Les orteils sont décontractés. Vous sentez un étirement dans les ischio-jambiers. Inspirez et relâchez vos pieds. Répétez l'exercice cinq fois.*

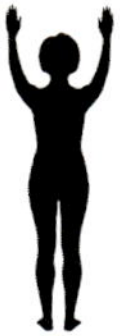

Étirement des ischio-jambiers et du dos

Installez-vous comme pour l'étirement en position assise. Inspirez puis expirez en fléchissant le buste vers l'avant pour approcher votre nez le plus près possible de votre nombril. Votre dos s'enroule mais grâce aux muscles du centre d'énergie, il n'est pas voûté. Les bras sont souples et décontractés. Les épaules sont baissées et les cuisses décontractées. Accentuez la flexion avant du buste sans relâcher les muscles du centre d'énergie.

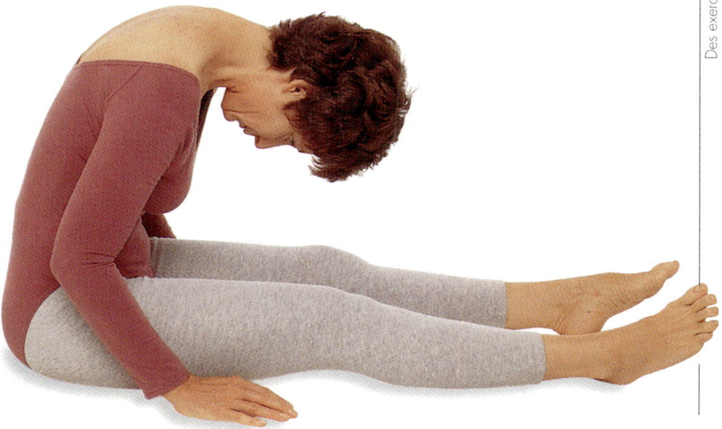

Rotation de la hanche

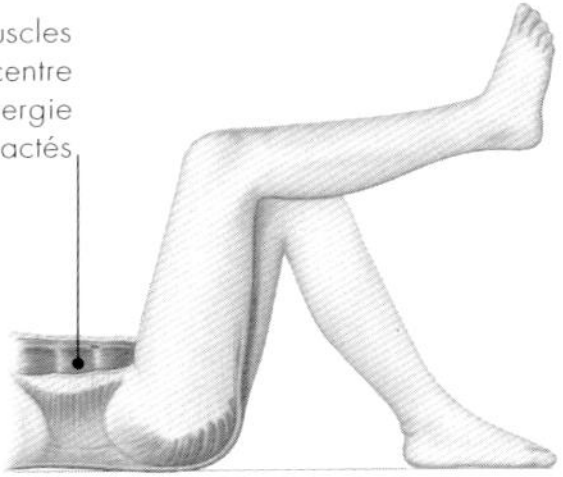

Stabiliser la partie centrale du corps

Pour stabiliser votre bassin, vous ne devez en aucun cas relâcher les muscles du centre d'énergie.

Plusieurs exercices présentés dans cet ouvrage reposent sur la stabilité du bassin et le fait que les jambes puissent bouger librement et indépendamment. Pour ce faire, sollicitez les muscles adéquats et laissez les autres au repos. Selon les mouvements, restez concentré(e) afin de respecter cette règle. Si la position de départ est la même pour tous les exercices, ce ne sont pas toujours les mêmes groupes de muscles qu'on mobilise, étire ou contracte.

Solliciter les fessiers

Les exercices présentés ci-après sollicitent les muscles fessiers les plus profonds afin que les mouvements des hanches et des jambes soient plus libres mais aussi plus efficaces. À long terme, les articulations des hanches sont moins usées ou traumatisées, ce qui diminue le risque de souffrir d'ostéoarthrite après la cinquantaine. Si la rotation des hanches renforce les fessiers, elle étire doucement les ligaments entourant et soutenant l'articulation, qui devient plus flexible. La jambe peut alors réaliser des mouvements plus complexes.

Percevoir l'étirement

La rotation des hanches sollicite fortement les muscles du centre d'énergie qui doivent permettre au bassin de rester stable. Celui-ci reste en position neutre du début à la fin de l'exercice. De plus, vous prenez peu à peu conscience du rôle crucial des muscles fessiers profonds qui entourent la hanche. Il est possible que vous ressentiez tout d'abord une douleur au

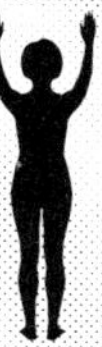

niveau de la hanche et que vous éprouviez de la difficultés en marchant le jour suivant l'exercice. En effet, cela révèle simplement que les muscles trop souvent négligés ont travaillé, ce qui est – une fois encore – un des objectifs de la méthode Pilates.

Isoler le mouvement

Réussir à contracter certains muscles pour faire un mouvement précis tout en gardant les autres muscles au repos n'est pas chose aisée. Dans les exercices ci-après, les orteils pointent vers l'avant mais il n'y a aucune tension. Si les orteils sont « bloqués », la tension remontera le long de la jambe et vous ne pourrez plus réaliser le mouvement voulu.

Ouverture des jambes

Nombre d'exercices de la méthode Pilates favorisent l'ouverture des jambes à partir des articulations des hanches pour corriger les mauvaises habitudes, par exemple position assise sur une chaise, jambes croisées.

OUVERTURE DES JAMBES, genoux levés.

Pour cet exercice, allongez-vous sur le dos. Afin que le bassin soit en position neutre du début à la fin de l'exercice, il est conseillé de faire au préalable l'exercice décrit aux pages 50 et 51 afin de trouver la position adéquate avant de commencer. Pendant toute la durée de l'exercice, les bras sont détendus. Pour vérifier la stabilité de la région pelvienne, posez les mains sur le bas de l'abdomen près du pubis.

1 *Vous êtes allongé(e) sur le dos. Vérifiez l'alignement de votre corps (voir pages 50–51).*

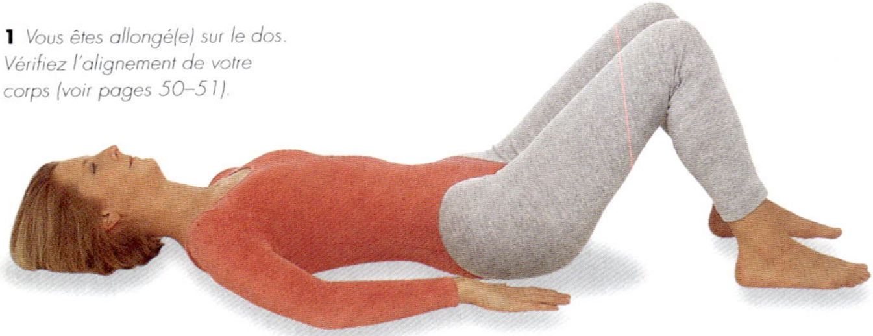

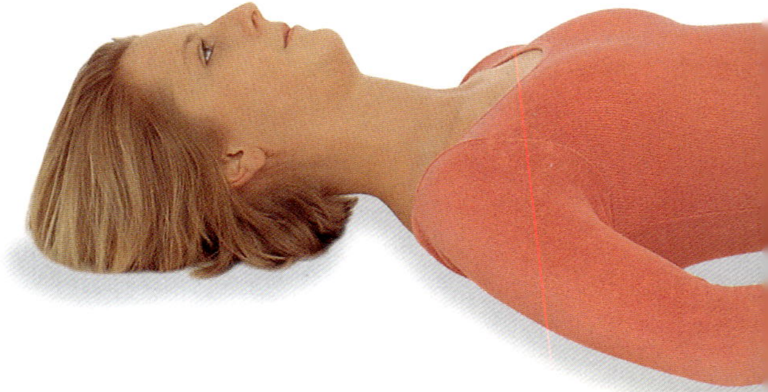

2 *Expirez et en contractant les muscles du centre d'énergie, levez un genou. Les orteils pointent vers l'avant mais sont décontractés. Inspirez.*

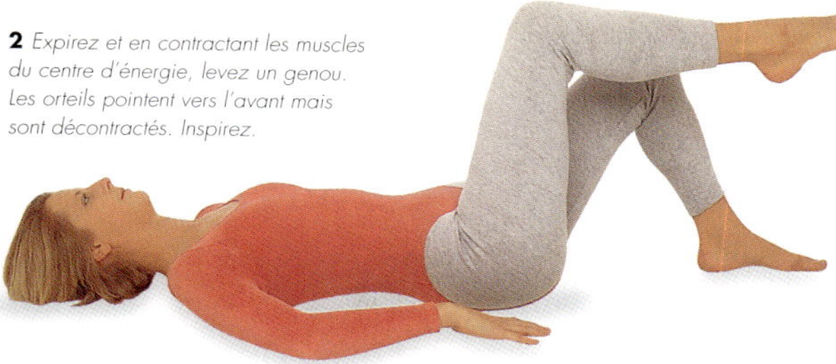

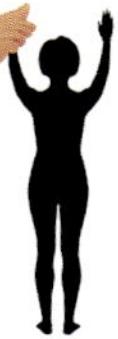

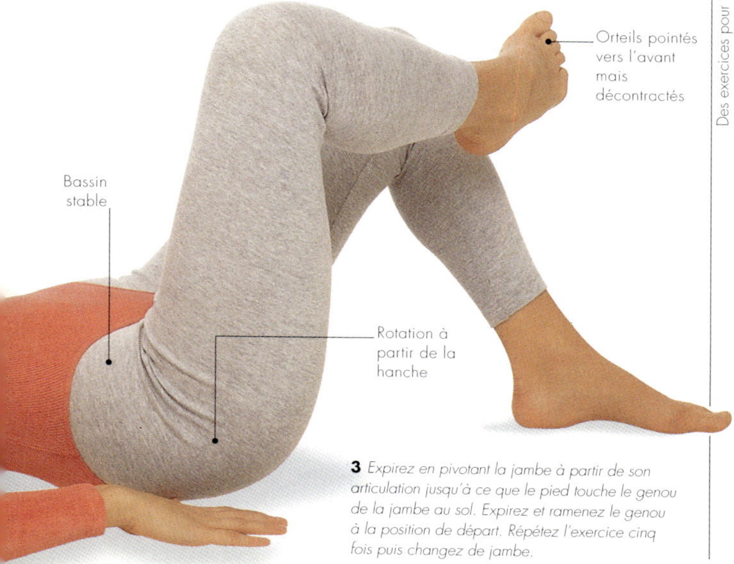

3 *Expirez en pivotant la jambe à partir de son articulation jusqu'à ce que le pied touche le genou de la jambe au sol. Expirez et ramenez le genou à la position de départ. Répétez l'exercice cinq fois puis changez de jambe.*

La ceinture abdominale

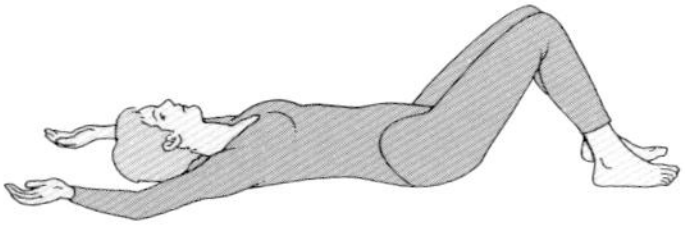

Renforcement des abdominaux, bras levés

Pour que les abdominaux travaillent plus, levez les bras au-dessus de votre tête.

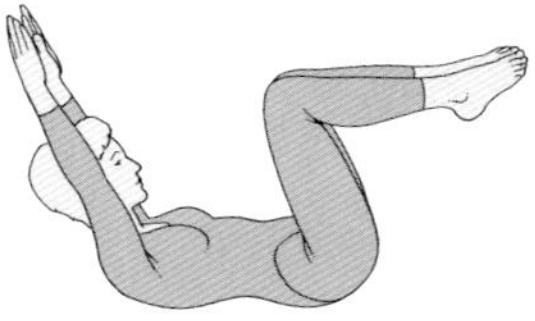

Renforcement des abdominaux, bras et jambes levés

Lorsque les bras et les jambes sont levés, les muscles travaillent encore plus.

La méthode Pilates travaille également la ceinture abdominale. Pour ce faire, il est important que vous maîtrisiez les flexions du tronc. Dans l'exercice de base (voir pages 102-103), les deux mains soutiennent votre tête pendant le mouvement. Si cet exercice vous pose toujours problème, il est trop tôt pour tenter celui des pages 166 et 167. En effet, vos abdominaux doivent être suffisamment toniques pour contrôler le mouvement. Il faut souvent pratiquer durant plusieurs semaines avant de noter des résultats probants.

Relever le défi

Pour renforcer votre sangle abdominale, il existe plusieurs types d'exercices. Le premier consiste à étirer la partie qui est levée durant l'exercice. Décoller les épaules du sol lorsque les bras sont tendus demande plus d'effort que lorsque les mains soutiennent la tête. Dans l'exercice de la page 166, les bras sont tendus au moment où les épaules quittent le sol. Pour ce faire, il est important que la respiration et le mouvement soient coordonnés. Grâce à une pratique régulière, le mouvement devient, peu à peu, gracieux et très

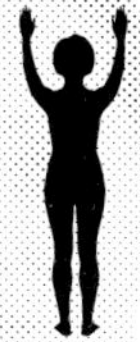

bénéfique. Vous pouvez augmenter la difficulté en levant les jambes. Dans cette position, vous ne pouvez plus prendre appui sur vos pieds et, de ce fait, vous devez solliciter plus fortement les muscles du centre d'énergie. Dans l'exercice présenté page 167, les genoux sont relevés. Pour que le mouvement soit efficace et qu'il n'y ait aucun risque de blessure, restez concentré(e) du début à la fin de l'exercice. Ce sont les abdominaux qui travaillent. Il n'y a aucune tension dans la nuque et la colonne vertébrale reste droite. Si cet exercice est trop difficile pour vous, contentez-vous du premier. Dans le dernier exercice, les bras et les jambes sont levés. Une fois encore, ne brûlez pas les étapes.

Après l'effort, le réconfort

Quel que soit l'exercice, reposez-vous quelques instants après une série en ramenant les genoux sur votre poitrine (voir page 103).

RENFORCEMENT DES ABDOMINAUX,

bras et/ou jambes levés. Avant de commencer ces exercices, vérifiez que votre bassin est en position neutre. Il ne doit absolument pas bouger durant tout le premier exercice. Dans les deux autres exercices, la courbure lombaire est atténuée. Toutefois, restez vigilant(e) et veillez à ce que le bas de la colonne vertébrale soit étiré. Quel que soit l'exercice réalisé, votre colonne vertébrale ne doit à aucun moment se voûter. Pour éviter de vous « effondrer », contractez fortement les muscles du centre d'énergie. Si, à un moment ou un autre, votre ventre « ressort » ou si les muscles du centre d'énergie se relâchent, arrêtez-vous. En effet, cela signifie que vous n'êtes pas encore prêt(e) pour ces exercices. Retravaillez les mouvements pages 102 et 103.

Renforcement des abdominaux, bras levés

1 *Vous êtes allongé(e) sur le dos (voir page 50), les bras au-dessus de la tête.*

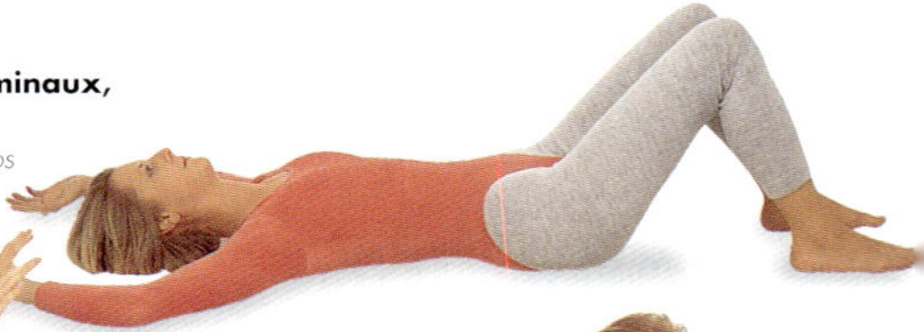

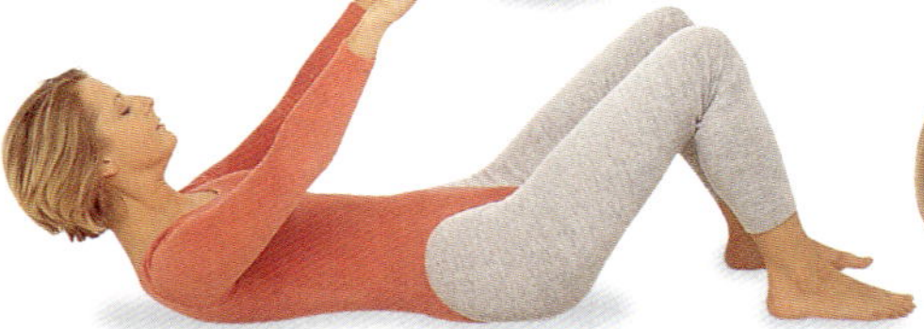

2 *Décollez les épaules du sol et levez les bras en dessinant un arc juste au-dessus de votre tête. La fin de l'expiration correspond à la fin du mouvement.*

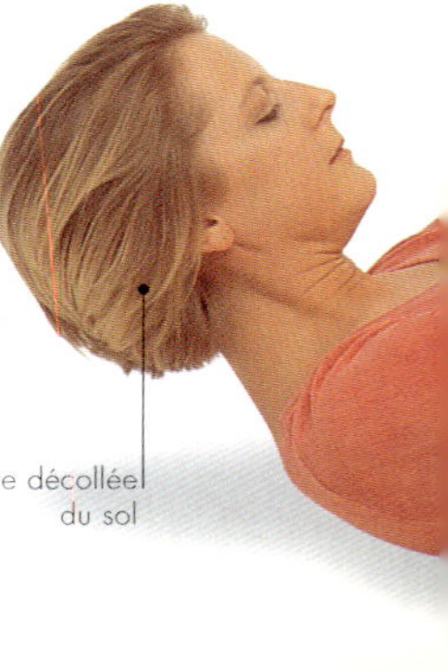

Tête décollée du sol

Renforcement des abdominaux, jambes levées

1 *Vous êtes allongé(e) sur le dos, les bras le long du corps, les genoux levés et dans l'alignement des hanches.*

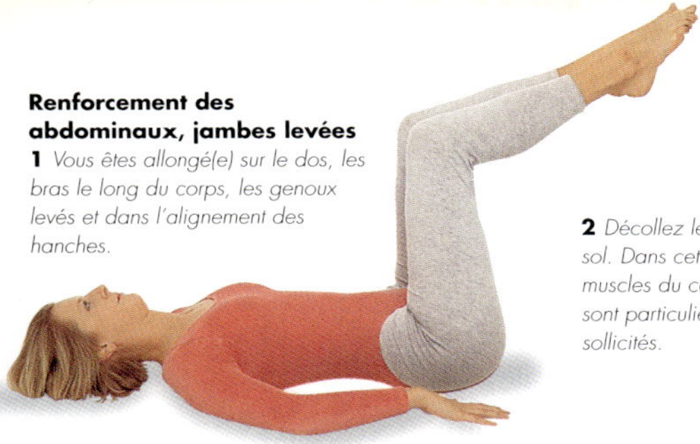

2 *Décollez les épaules du sol. Dans cette position, les muscles du centre d'énergie sont particulièrement sollicités.*

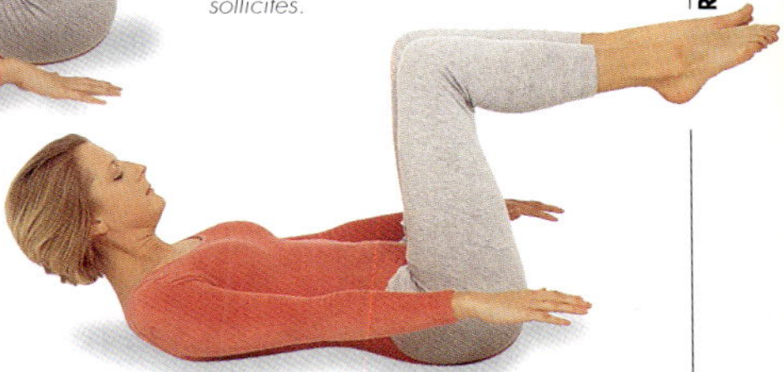

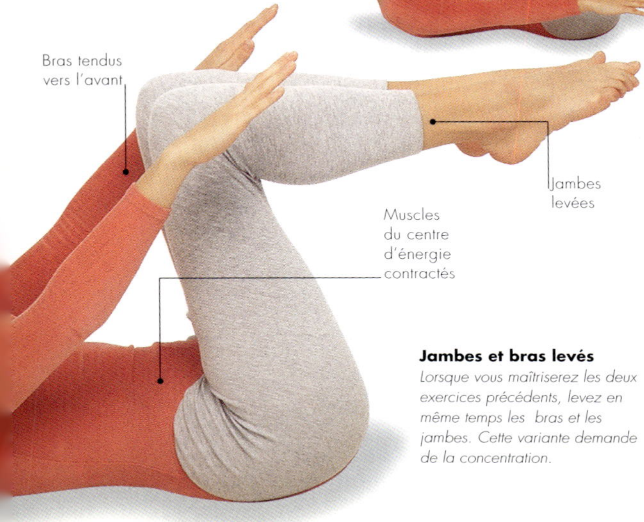

Jambes et bras levés

Lorsque vous maîtriserez les deux exercices précédents, levez en même temps les bras et les jambes. Cette variante demande de la concentration.

Les bienfaits du Hundred

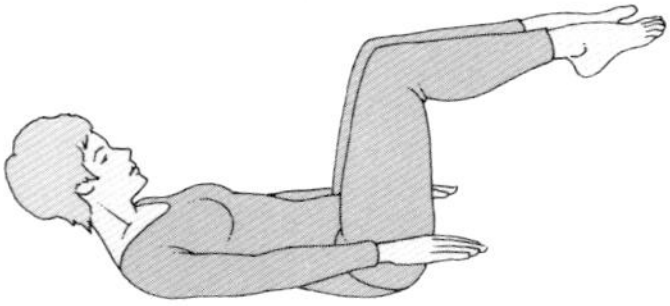

Le Hundred (le « Cent »)
Cet exercice qui est un classique de la méthode Pilates est basé sur la force, le contrôle de la respiration et la coordination des mouvements.

Le Hundred est, probablement, le plus connu et le plus pratiqué des exercices de la méthode Pilates. Sa version originale mise au point par Joseph Pilates repose sur le contrôle de la respiration, la force de la ceinture abdominale, la coordination des mouvements et la prise de conscience de chacune des parties du corps.

Pratiquer et progresser

Seule une pratique régulière durant plusieurs mois vous permettra de réaliser cet exercice comme il se doit. Même si vous êtes découragé(e), persistez. Travaillez progressivement en commençant par l'une des variantes simplifiées afin de tonifier vos abdominaux et apprendre à coordonner le mouvement et la respiration.

Pourquoi pratiquer cet exercice ?

Le Hundred sollicite fortement les muscles du centre d'énergie afin qu'ils supportent le poids du haut du corps et des jambes tendues à l'horizontale. Seules les personnes pratiquant la méthode Pilates depuis de nombreuses années sont capables de réaliser cet exercice sans cambrer la colonne vertébrale. Si vous êtes débutant(e), faites attention à ne pas vous blesser. Plus les jambes sont levées, moins les abdominaux sont sollicités. C'est pourquoi, dans un premier temps, il est préférable de faire l'exercice, les genoux fléchis. Même lorsque vous aurez acquis une certaine expérience et

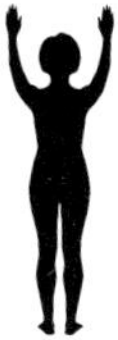

que vous ferez l'exercice jambes tendues, veillez à ce qu'elles forment au minimum un angle de 45° avec le sol.

Joseph Pilates a baptisé cet exercice le Hundred (le « Cent ») car selon lui, seules les séries de cent sont efficaces. Une fois encore, n'espérez pas réaliser cette prouesse du jour au lendemain. Fixez-vous des objectifs plus réalistes, par exemple, des séries de vingt ou de trente avec une pause entre deux. Travaillez progressivement en essayant, chaque fois, de faire mieux que la séance précédente.

Contrôler sa respiration

Le contrôle de la respiration fait partie intégrante de l'exercice. N'augmentez jamais le nombre de séries si vous n'arrivez pas à contrôler votre respiration. En effet, le mouvement et la respiration doivent être parfaitement coordonnés. Cet exercice particulièrement dynamique vous apporte énergie et vitalité.

LE HUNDRED

Vous trouverez ci-après trois variantes de cet exercice : niveau débutant, niveau moyen et niveau avancé qui vous permettront de progresser à votre rythme. Quelle que soit la position des jambes, les mouvements des bras restent les mêmes et la respiration est parfaitement contrôlée et coordonnée. Du début à la fin de l'exercice, le corps reste aligné. Concentrez-vous et, à la fin de chaque séance, reposez-vous (voir page 103).

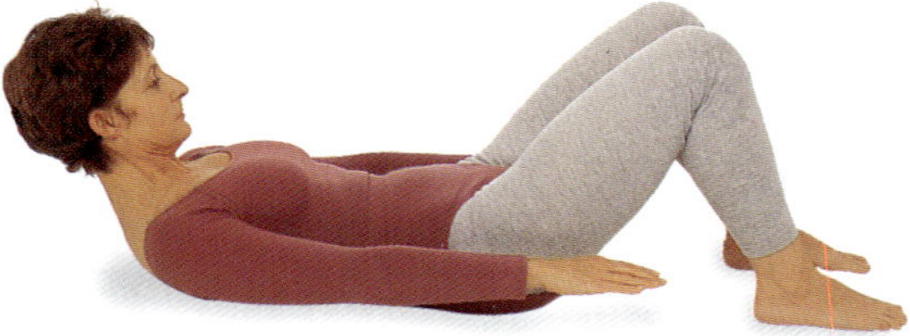

Niveau débutant

Vous êtes allongé(e) sur le dos (voir pages 50–51). En expirant, contractez les muscles du centre d'énergie et décollez les épaules du sol comme pour la flexion du tronc (voir pages 102-103). Les bras sont le long du corps à quelques centimètres du sol. Inspirez et comptez jusqu'à 5 en faisant des petits battements de bras de bas en haut. Expirez et comptez jusqu'à 5 en faisant toujours des petits battements de bras. Essayez de faire quatre à six séries de vingt à trente battements sans marquer de pause, le but étant de faire au final jusqu'à dix séries consécutives.

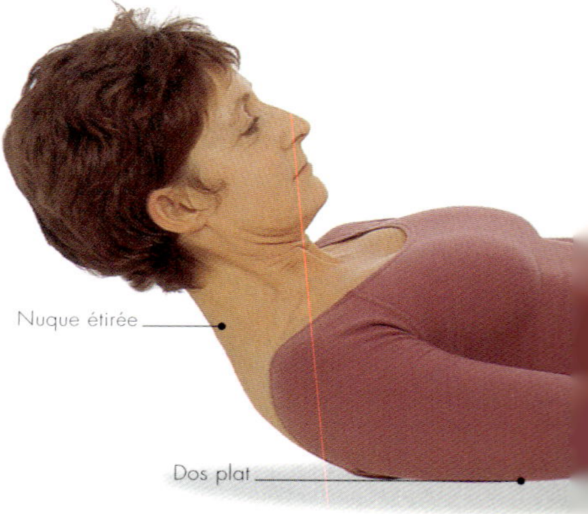

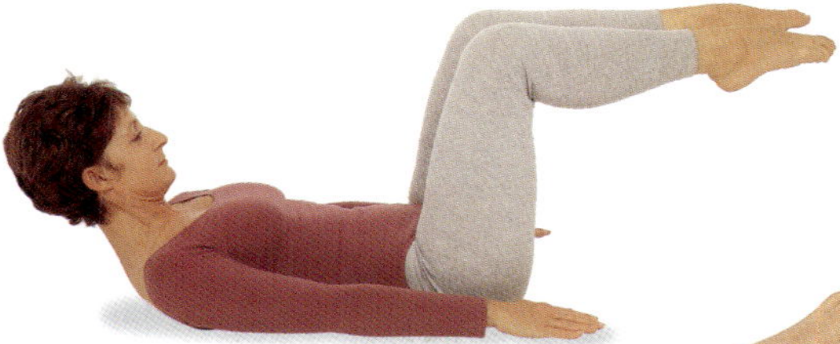

Niveau moyen

L'exercice est pratiquement le même que pour le niveau débutant. Toutefois, les jambes sont levées, les genoux sont dans l'alignement des hanches et forment un angle droit avec les cuisses.

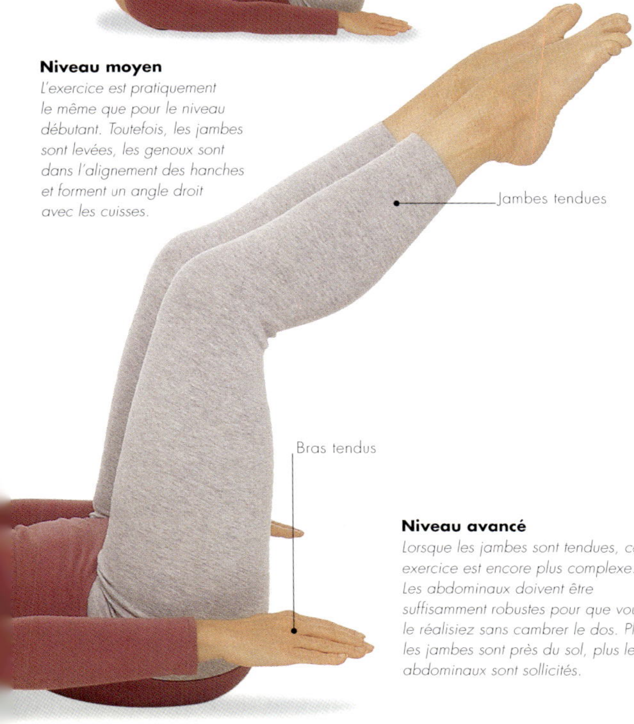

Niveau avancé

Lorsque les jambes sont tendues, cet exercice est encore plus complexe. Les abdominaux doivent être suffisamment robustes pour que vous le réalisiez sans cambrer le dos. Plus les jambes sont près du sol, plus les abdominaux sont sollicités.

Renforcement des obliques

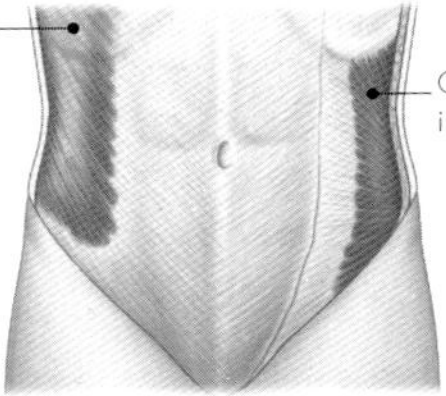

Les obliques

Les obliques font partie des abdominaux. Ils recouvrent les muscles transverses.

Les muscles obliques sont tendus en diagonale de chaque côté de la ligne médiane de l'abdomen. Ils permettent la rotation et la flexion du torse et jouent un rôle primordial dans la stabilité de la colonne vertébrale, de l'abdomen et du bassin. La silhouette et la posture dépendent en partie de leur tonicité.

Les abdominaux

Pour réaliser l'exercice présenté aux pages 174 et 175, les abdominaux doivent être suffisamment toniques. N'essayez pas de faire cet exercice tant que vous ne maîtriserez pas la flexion du tronc, mouvement qui se trouve aux pages 102 et 103 (ce qui nécessite une pratique régulière durant deux semaines au minimum). Dans cet exercice, une épaule décolle du sol alors que le haut du torse pivote. Si vos abdominaux sont peu robustes, vous aurez du mal à contrôler le mouvement et vous sentirez une gêne voire une douleur.

Quelques conseils

Dans l'exercice illustré des pages 174 et 175, les obliques sont sollicités afin que le torse se soulève et pivote alors qu'une épaule décolle du sol vers la hanche opposée. Peu importe que l'épaule ne soit décollée que de quelques centimètres, le plus important étant que le ventre soit rentré et que le bassin reste stable du début à la fin de l'exercice. Pour plus de facilité, gardez à l'esprit les points suivants :

- Le mouvement prend naissance au milieu du ventre et non dans le cou.
- C'est l'aisselle et non le coude qui pointe vers la hanche opposée.

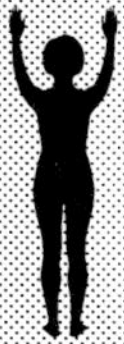

- Ne tirez pas sur l'arrière de votre tête avec les mains.
- Les coudes et la poitrine sont ouverts du début à la fin du mouvement.
- Les genoux et les pieds sont parallèles et à l'écartement des hanches. Si les genoux ont tendance à s'écarter, glissez un coussin ou une serviette roulée entre eux et serrez fortement.

Comment se préparer ?

Dans un premier temps, décollez l'épaule gauche en gardant les mains derrière la tête et le coude droit collé au sol. Changez de côté.

Renforcer les obliques

Pour que l'exercice soit efficace et qu'il n'y ait aucun risque de blessure, vos abdominaux doivent être très toniques. Si vous voulez renforcer vos muscles obliques, certains sports comme le golf, le tennis, le squash et toute autre activité physique basée sur la rotation du torse sont particulièrement recommandés. Une fois encore, restez à l'écoute de votre corps.

LES OBLIQUES : opposition épaule-genou.

Il existe plusieurs variantes de cet exercice. Toutefois, quelle que soit la technique, le ventre doit être rentré du début à la fin du mouvement. Si les abdominaux se relâchent et qu'ils ne contrôlent plus le mouvement, arrêtez-vous. En effet, si les muscles adéquats ne sont plus sollicités, l'exercice est totalement inefficace. Essayez, au fur et à mesure, d'augmenter le nombre de séries. Entre deux séries, inspirez et expirez profondément et reposez-vous quelques instants.

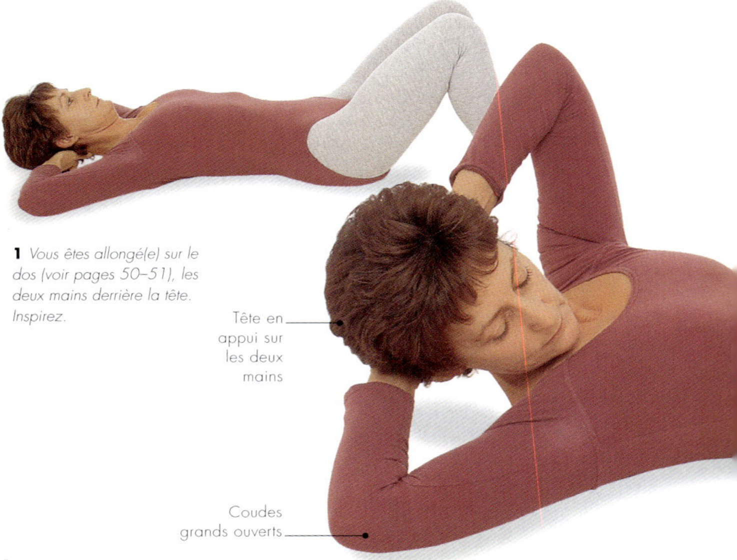

1 *Vous êtes allongé(e) sur le dos (voir pages 50–51), les deux mains derrière la tête. Inspirez.*

Vue de face

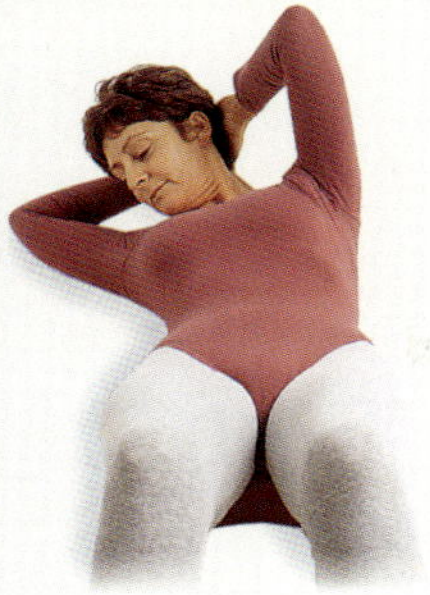

Pour réaliser cet exercice, visualisez le mouvement qui amène votre aisselle vers le genou opposé. Gardez les coudes ouverts et ne tirez pas sur votre nuque.

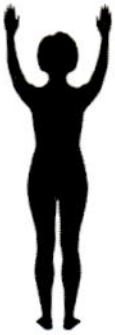

2 *En expirant, contractez les muscles du centre d'énergie et décollez une épaule du sol. Le mouvement prend naissance au milieu du ventre et est contrôlé par les abdominaux. Le cou est décontracté. Ne tirez pas sur votre tête mais faites en sorte qu'elle reste en appui sur vos mains.*

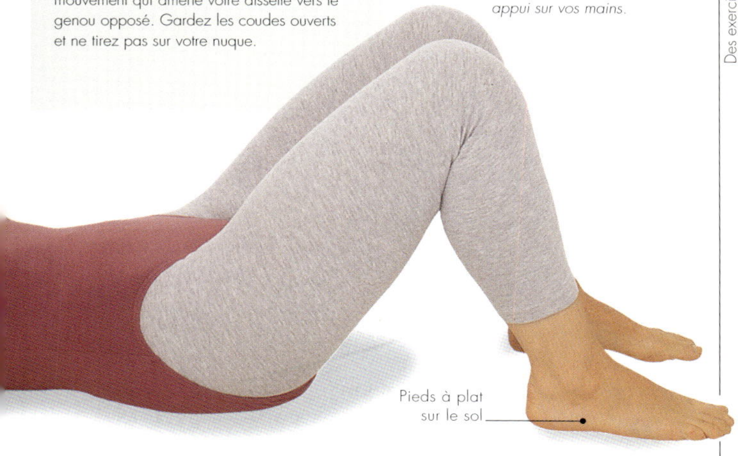

S'initier à l'étirement diagonal

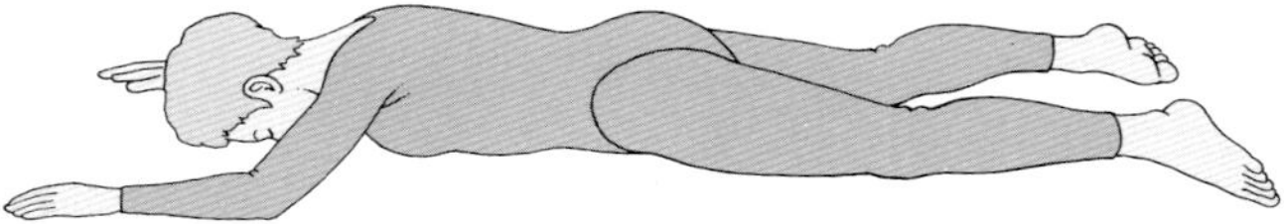

Percevoir l'étirement
Cet exercice étire la colonne vertébrale vers le haut et vers le bas à partir de la taille.

L'étirement diagonal complète l'étirement des jambes en position allongée sur le ventre des pages 110 et 111. Une fois encore, ne vous fiez pas aux apparences car cet exercice est beaucoup plus difficile et demande plus de concentration qu'il n'y paraît.

L'étirement diagonal tonifie tout le torse, y compris la ceinture scapulaire (l'omoplate et la clavicule rattachée au sternum), notamment en stabilisant l'articulation de l'épaule. Cet exercice rend l'articulation de l'épaule plus flexible, ce qui permet au bras de bouger plus librement. Tous les muscles qui courent le long de la colonne vertébrale sont sollicités. Les abdominaux sont contractés, ce qui élimine les tensions et les risques de blessure. Quant à la partie inférieure du torse, veillez à ce que le bassin reste stable afin que l'articulation de la hanche puisse être étirée au moment où vous tendez la jambe.

Travailler progressivement

Pour réaliser cet exercice, vous devez parfaitement maîtriser l'étirement des jambes en position allongée sur le ventre. N'oubliez pas que lorsque vous êtes dans cette position et que vous tendez la jambe, votre ventre doit se creuser et vos abdominaux doivent être contractés.

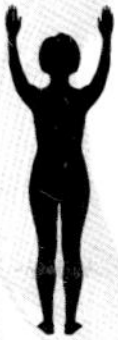

Vous devez maintenant apprendre à tendre les bras tout en veillant à ce que vos abdominaux ne se relâchent pas. Sentez les muscles du centre d'énergie et veillez à la position de vos épaules et de vos omoplates qui doivent être baissées afin que le cou soit dégagé. Les bras sont tendus mais décontractés. Vous ne devez sentir ni gêne ni douleur. Si vous ressentez un étirement, c'est que les épaules sont étirées et non pas que les muscles du bras travaillent.

Lorsque vous contrôlerez l'extension du bras, essayez d'étirer simultanément un bras et la jambe opposée. Durant l'exercice, gardez à l'esprit les points suivants :

- Votre corps est étiré des orteils au bout des doigts.
- L'étirement prend naissance au niveau de la taille, remonte le long de la colonne vertébrale et descend vers le sacrum.
- Le front est en appui sur le sol. La nuque est décontractée.

L'ÉTIREMENT DIAGONAL

Cet exercice figure parmi les plus difficiles mais également les plus bénéfiques de la méthode Pilates à condition, toutefois, de faire preuve de vitalité et de rester concentré(e) du début à la fin. Une fois encore, travaillez à votre rythme. Lorsque vous maîtrisez l'étirement de la jambe, concentrez-vous sur le bras puis combinez les deux mouvements.

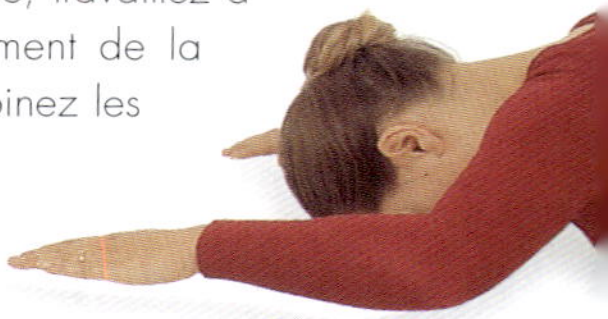

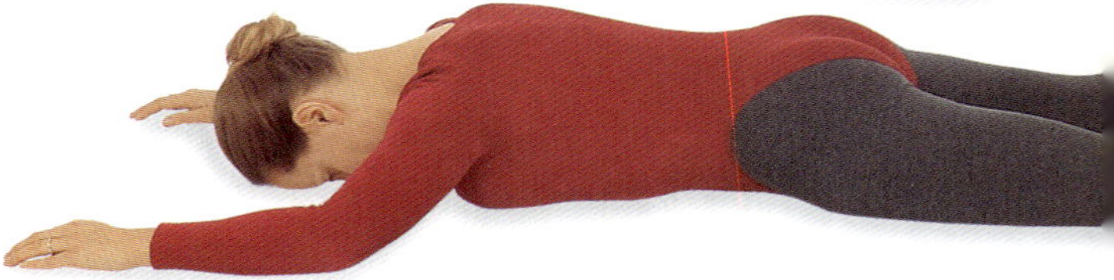

1 *Vous êtes allongé(e) sur le ventre, le front en appui sur le sol et les bras au-dessus de la tête. Commencez par étirer une jambe (voir page 110) puis l'autre.*

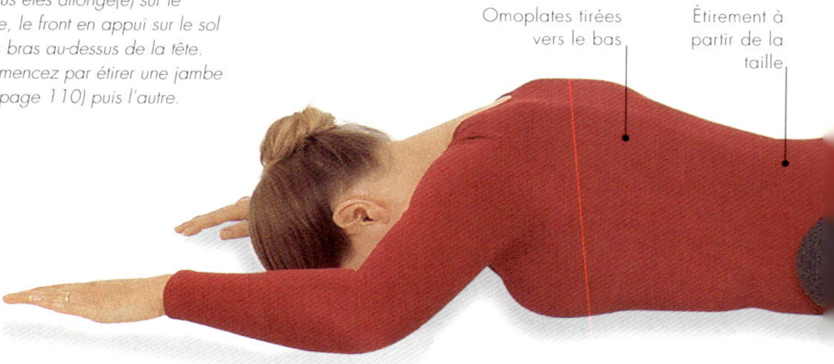

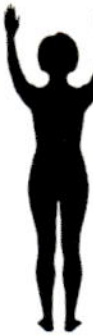

2 *Décollez un bras du sol. Visualisez ce mouvement qui prend naissance dans les omoplates alors que le reste du buste est stabilisé par les muscles du centre d'énergie. Répétez quatre fois l'exercice en décollant un bras puis l'autre.*

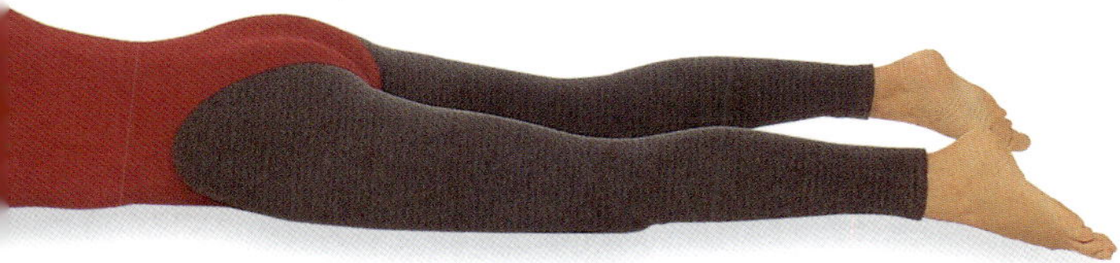

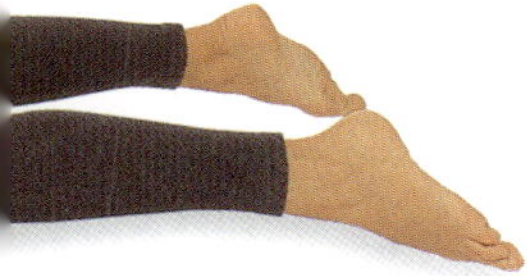

3 *En expirant, levez simultanément un bras et la jambe opposée. Vous sentez un étirement qui traverse en diagonale votre corps à partir de la taille pour aller jusqu'aux orteils et au bout des doigts. Répétez l'exercice de l'autre côté.*

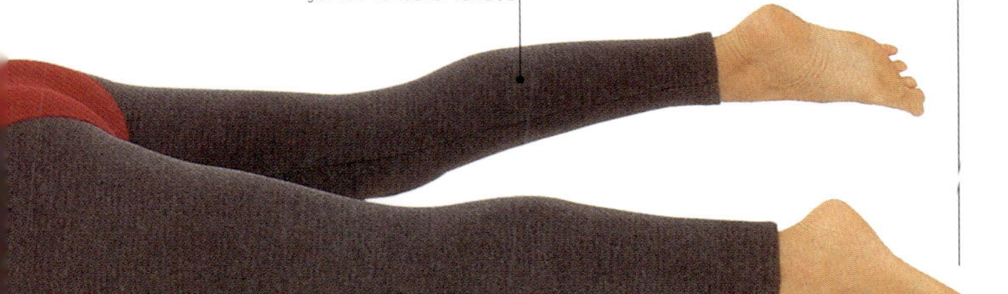

S'initier au Javelot

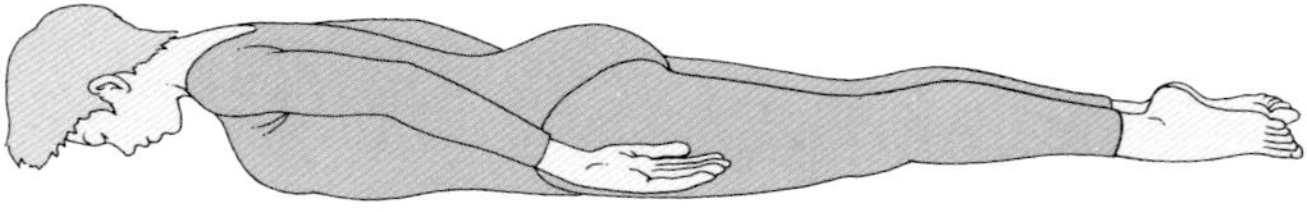

Une silhouette élancée
Cet exercice allonge tout le corps en étirant la colonne vertébrale de haut en bas.

Le Javelot est un exercice qui associe les bienfaits du renforcement des adducteurs en position allongée présenté en page 114 et de l'extension du dos à la page 106. Pour cet exercice, placez un coussin ou une serviette roulée entre vos cuisses et, si besoin, un autre coussin sous votre ventre. Pour plus de confort, appuyez votre front sur une serviette.

Visualisation

Le Javelot, également connu sous le nom de Flèche, étire tout le corps. Pour réaliser cet exercice, essayez de visualiser votre corps qui, au fil du temps, s'allonge pour prendre la forme d'un javelot, d'une lance ou d'une flèche. Souvent, les images sont plus parlantes que tous les discours et vous permettent de corriger votre posture pour positionner parfaitement votre corps.

Si la visualisation peut vous aider à donner à votre corps une forme fuselée, elle peut également vous inciter à utiliser certains muscles afin que le mouvement soit effectué comme il se doit.

Même pour un exercice relativement statique comme celui-ci, utilisez toute votre énergie pour effectuer au mieux le mouvement. Par exemple, tout en visualisant votre tête qui plonge vers le sol, déployez votre énergie dans tout votre corps. Elle part de la nuque, descend le long de la colonne vertébrale et des bras pour parvenir jusqu'aux orteils. De plus, contrôlez votre respiration qui doit être calme et profonde du début à la fin de l'exercice.

Isoler l'effort

Cet exercice est en partie basé sur l'isolation. Les muscles de l'abdomen, du périnée, du dos et des fesses sont sollicités afin que le torse soit étiré et stabilisé. Les membres et les extrémités sont détendus. Les mains, les pieds et les mollets sont étirés mais il n'y a aucune tension. Après chaque série, vous avez conscience que votre corps s'est allongé. Vérifiez que vos orteils et vos doigts sont souples et décontractés. En effet, si certains muscles dans les membres sont contractés à mauvais escient, ils iront à l'encontre du travail effectué par les muscles du torse.

Un corps « fuselé »

Nombreux sont les exercices de la méthode Pilates qui allongent la colonne vertébrale. Ces exercices mobilisent les muscles du torse qui supportent le rachis et assouplissent les articulations. Les mouvements sont plus fluides, le dos est plus droit et vous paraissez plus grand(e).

LE JAVELOT

Cet exercice se pratique en position allongée sur le ventre. Vérifiez l'alignement de votre corps (voir page 104). Ce point est particulièrement important car l'exercice ne fera qu'accentuer les défauts de votre posture. Durant quelques minutes, renforcez vos adducteurs (voir page 114) puis étirez votre dos (voir page 106) afin d'identifier et isoler les muscles que vous serez amené(e) à solliciter plus tard. Si l'un ou l'autre de ces exercices vous pose problème, cela signifie que vous n'êtes pas encore prêt(e) pour le Javelot. Faites preuve de persévérance et travaillez régulièrement afin de maîtriser chacun d'eux.

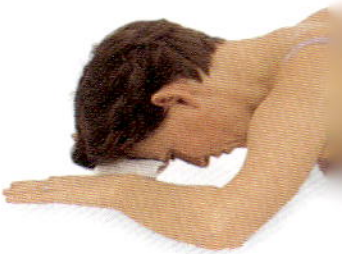

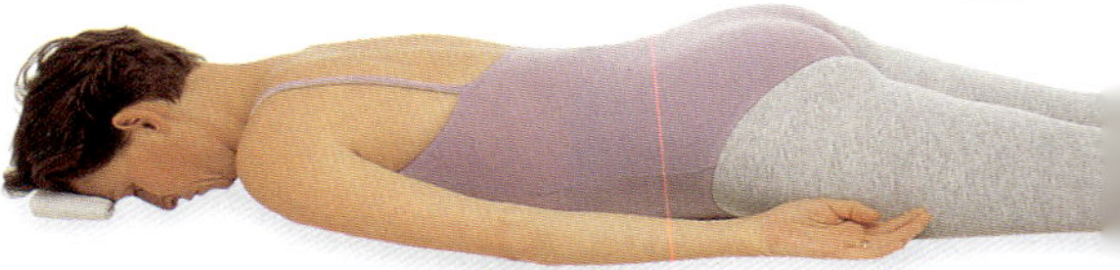

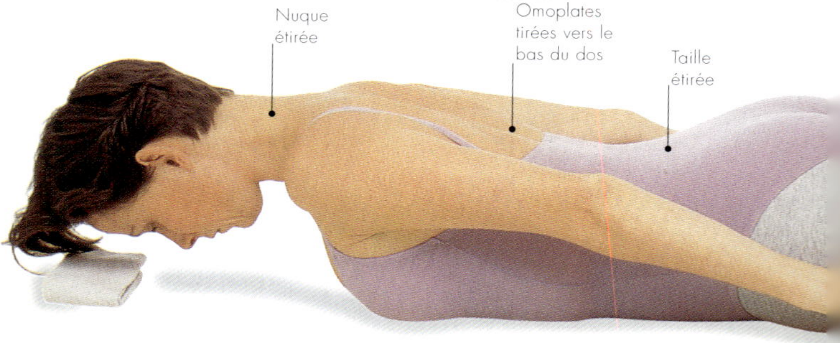

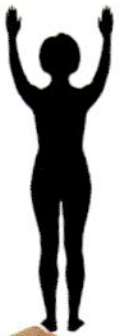

Se préparer à la posture du Javelot

1 *Vous êtes allongé(e) sur le ventre, les bras de chaque côté de la tête. Glissez un coussin ou une serviette roulée entre vos cuisses.*

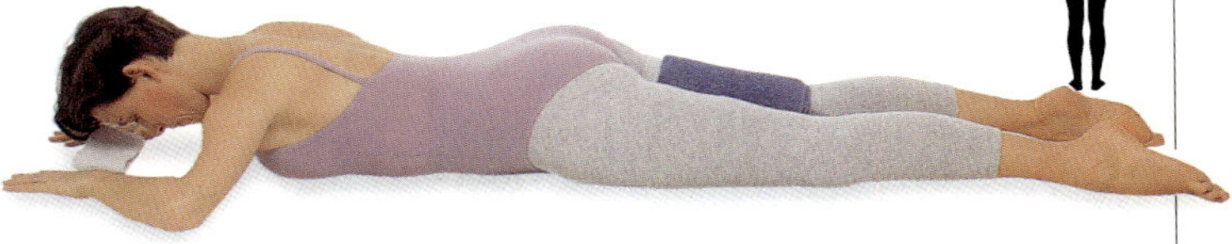

2 *En expirant, serrez le coussin avec vos adducteurs. Répétez le mouvement cinq fois. Retirez le coussin.*

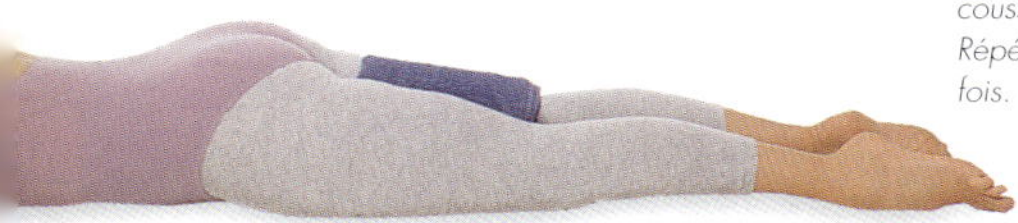

3 *Amenez les bras le long du corps. Les paumes sont tournées vers le plafond. Tirez vos omoplates vers le bas du dos. Inspirez.*

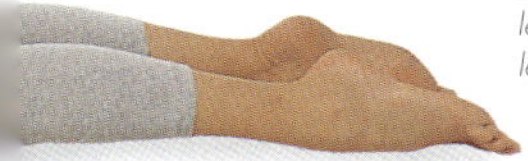

4 *En expirant, contractez fortement les muscles du centre d'énergie et serrez les cuisses l'une contre l'autre comme si le coussin était toujours en place. En même temps, étirez le haut du corps à partir de la taille. La nuque s'allonge. La tête et les épaules décollent du sol. Tendez les bras comme si vous vouliez toucher vos orteils. Répétez l'exercice cinq fois.*

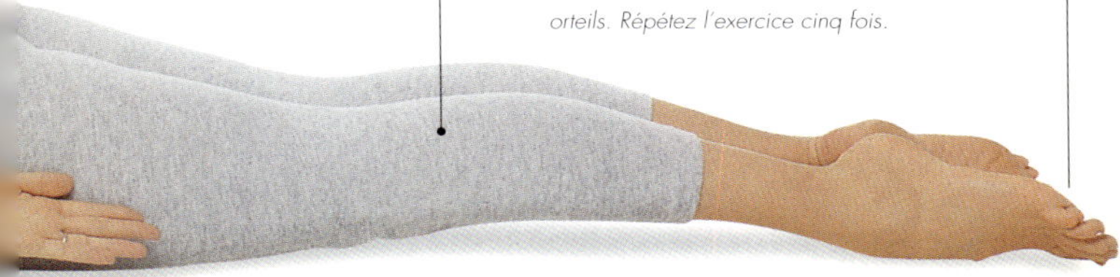

Le travail des bras en position debout

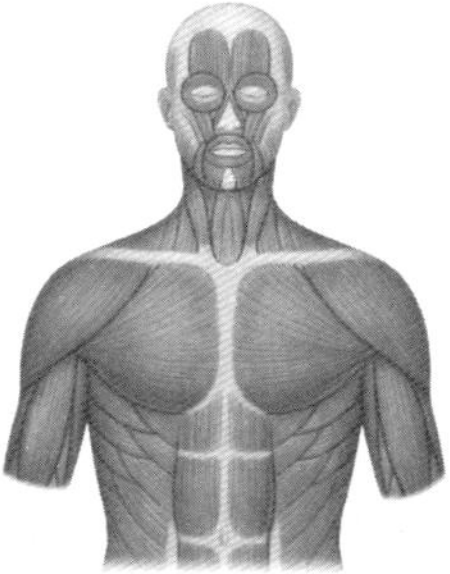

Les muscles de l'épaule et de la poitrine
Les exercices faisant travailler les membres supérieurs sollicitent les muscles des épaules, de la poitrine et du bras.

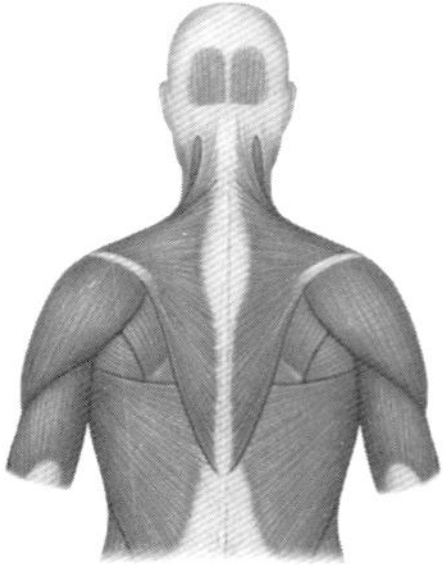

Muscles du haut du dos
Le trapèze, les muscles de l'épaule et le grand dorsal stabilisent les omoplates.

Si, *a priori*, les exercices visant à tonifier les bras semblent faciles et relaxants, sachez qu'il est impératif que le torse reste stable pour qu'ils soient efficaces.

Les mouvements du bras

Lorsque les bras bougent, le mouvement prend naissance dans l'articulation de l'épaule. Très mobile, cette articulation à rotule permet au bras de faire une rotation de 360°. Toutefois, rares sont les personnes qui profitent de l'énorme potentiel de cette articulation. En effet, le plus souvent, elles bougent le haut du corps et non l'articulation de l'épaule qui, au fil du temps, devient de moins en moins flexible. Des muscles supposés rester au repos sont alors sollicités pour compenser ce manque de mobilité et le corps n'est plus équilibré.

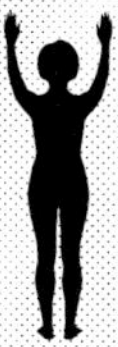

Pour une articulation de l'épaule mobile

Lorsqu'un bras bouge, le mouvement doit prendre naissance et être contrôlé par les muscles du bras, de l'épaule et de la poitrine. Ces muscles sont particulièrement actifs lorsque les omoplates sont parfaitement stabilisées. Les exercices des pages 186 et 187 ont pour but de vous apprendre à tirer vos omoplates vers le bas du dos et à les garder dans cette position puis à rendre l'articulation de l'épaule plus mobile afin que le bras puisse bouger grâce aux muscles adéquats. Ces exercices tonifient les muscles qui entourent les épaules, la poitrine et les bras et éliminent les tensions susceptibles d'apparaître au niveau des trapèzes.

Vérifier sa posture

Les exercices faisant travailler les bras vous permettent de vérifier et corriger votre posture lorsque vous êtes debout. Le corps doit être parfaitement stable et aligné. Les muscles du centre d'énergie maintiennent le dos et l'abdomen. Avant toute chose, placez-vous debout devant un miroir et vérifiez la position de chacune des parties de votre corps en vous reportant aux instructions pages 124-125.

BRAS TENDUS À L'HORIZONTALE

et rotations des épaules. Pendant toute la durée de ces exercices, veillez à garder le torse immobile et les épaules baissées. Si possible, travaillez devant un miroir afin de voir vos défauts et notamment de redresser vos épaules si elles ont tendance à se voûter. Avec l'habitude, il ne sera plus utile de travailler devant une glace car vous sentirez immédiatement si votre corps est déséquilibré et vous serez capable de vous corriger. Entre chaque série, ramenez les bras le long du corps et faites des petits mouvements d'épaules afin de les décontracter puis revenez à la position illustrée pages 126-127.

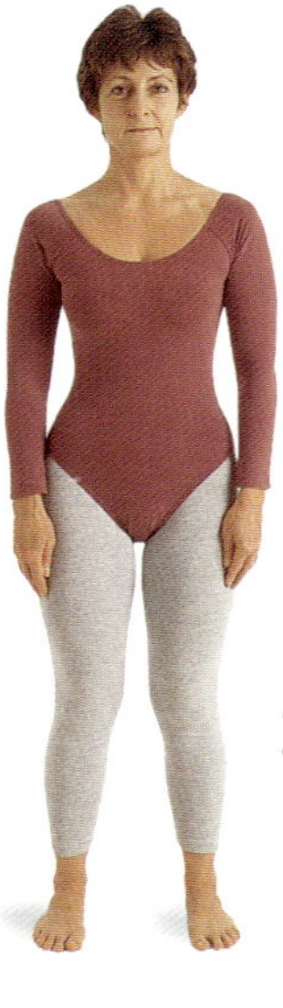

1 *Reportez-vous à la posture dynamique debout pages 126-127.*

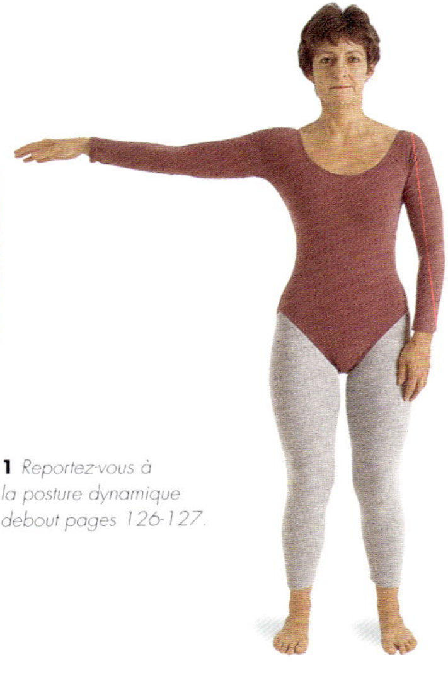

2 *En expirant, contractez les muscles du centre d'énergie et tendez un bras à l'horizontale à la hauteur de l'épaule. La main et les doigts sont dans le prolongement du bras. Les épaules sont baissées. En inspirant, ramenez le bras le long du corps. Répétez l'exercice avec l'autre bras. Faites six séries en changeant chaque fois de bras.*

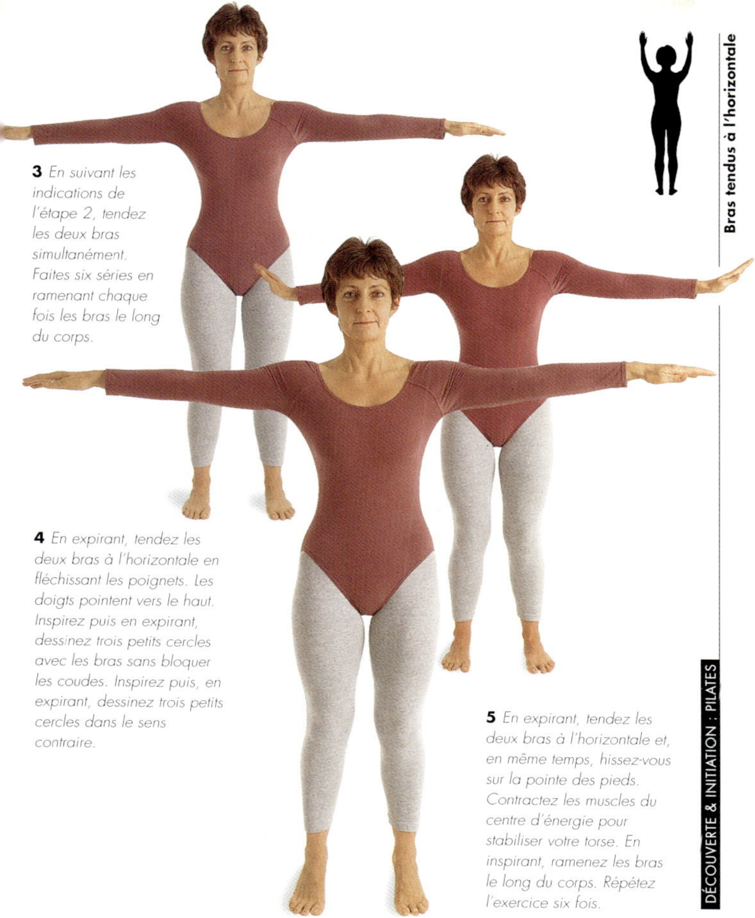

3 *En suivant les indications de l'étape 2, tendez les deux bras simultanément. Faites six séries en ramenant chaque fois les bras le long du corps.*

4 *En expirant, tendez les deux bras à l'horizontale en fléchissant les poignets. Les doigts pointent vers le haut. Inspirez puis en expirant, dessinez trois petits cercles avec les bras sans bloquer les coudes. Inspirez puis, en expirant, dessinez trois petits cercles dans le sens contraire.*

5 *En expirant, tendez les deux bras à l'horizontale et, en même temps, hissez-vous sur la pointe des pieds. Contractez les muscles du centre d'énergie pour stabiliser votre torse. En inspirant, ramenez les bras le long du corps. Répétez l'exercice six fois.*

Équilibre et force

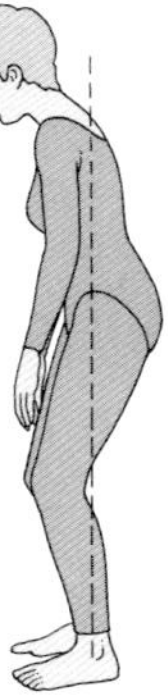

Le centre de gravité

Dans l'exercice des pages 190 et 191, les jambes sont légèrement fléchies et le poids du corps est également réparti de chaque côté d'une ligne verticale passant par les chevilles, les hanches et les épaules.

Quelle que soit la raison pour laquelle vous avez choisi la méthode Pilates, sachez que les exercices ci-après vous aideront à retrouver l'équilibre de votre corps et à bouger en coordonnant les différents mouvements. Rapidement, vous noterez que vous ménagez votre corps et vous serez plus à son écoute. Grâce aux pages 190 et 191, vous prendrez conscience de votre centre de gravité, lequel vous permettra de corriger certaines mauvaises postures qui vous desservent au quotidien.

Immobilité et tonicité

L'exercice ci-après s'inspire du yoga traditionnel et de la technique Alexander. Dans cette position, le poids du corps est également réparti sur les hanches, les genoux et les chevilles alors que le buste est penché en avant et que les genoux sont fléchis comme si vous étiez à moitié debout et à moitié assis(e).

Pour maintenir cette posture, les hanches doivent être flexibles, le torse et les jambes robustes et vous devez avoir conscience de la légère modification de votre centre de gravité. Les muscles du centre d'énergie sont fortement contractés afin que la colonne vertébrale reste droite alors que le dessus des épaules est décontracté du début à la fin de l'exercice.

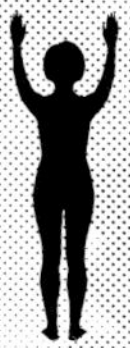

Même si cette position est statique, de nombreux muscles sont impliqués, prévenant ainsi une perte de tonicité du corps.

Les bienfaits de l'exercice

Au quotidien, vous pouvez profiter des bienfaits de cet exercice qui, nous le rappelons, est à la limite entre la position debout et la position assise. Si vous passez par cette position chaque fois que vous vous asseyez ou que vous vous levez, vos mouvements seront plus fluides. Contractez les muscles du centre d'énergie, dirigez le mouvement avec la tête et sollicitez fortement les muscles des jambes afin qu'ils contrôlent le mouvement. Au fil du temps, soulever une charge ou vous baisser vous demandera moins d'effort.

Lorsque vous serez capable de maintenir cette posture sans ressentir ni gêne ni douleur, vous pourrez réaliser les exercices des pages 190 et 191 afin de tonifier les triceps et les muscles entre les omoplates.

LE SPRING (FLEXION AVANT, DOS PLAT)

Pour cet exercice, n'hésitez pas à vous appuyer contre un mur afin de trouver l'angle pour que le poids de votre corps soit en parfait équilibre sur vos jambes. Lorsque vous aurez mémorisé cette position, essayez de la retrouver mais, cette fois, sans prendre appui contre un mur. Exercez une pression avec vos triceps et faites des rotations d'épaules.

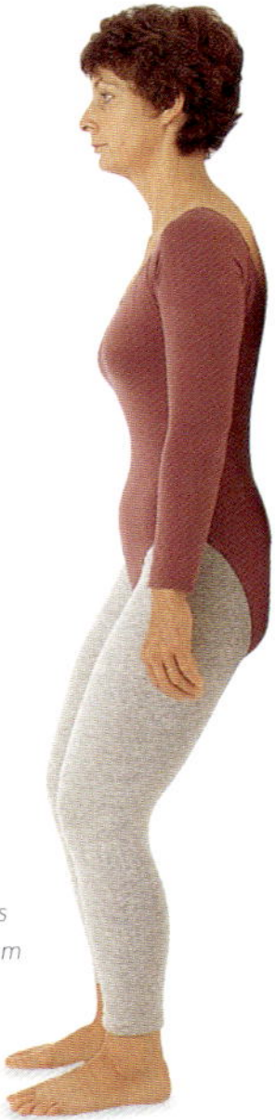

1 *Vous êtes debout, les pieds à l'écartement des hanches à environ 15 cm d'un mur. Fléchissez légèrement les genoux et appuyez votre dos contre le mur.*

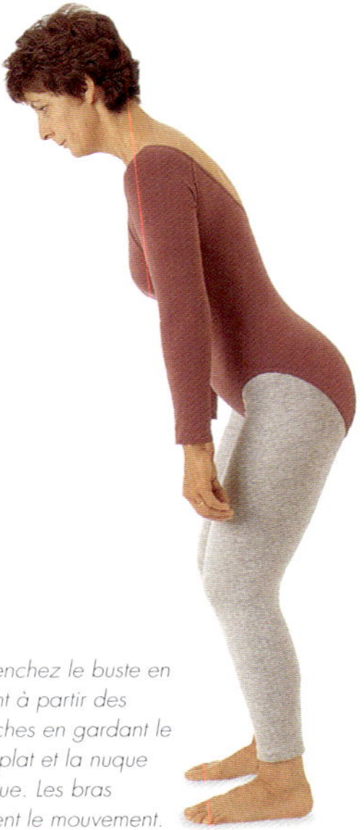

2 *Penchez le buste en avant à partir des hanches en gardant le dos plat et la nuque longue. Les bras suivent le mouvement.*

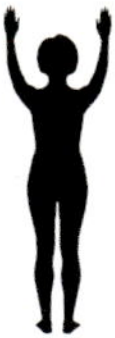

3 *Lorsque vous vous penchez en avant, les fesses décollent du mur. Votre corps est en équilibre. Contractez les muscles du centre d'énergie afin de garder le dos droit et le torse stable.*

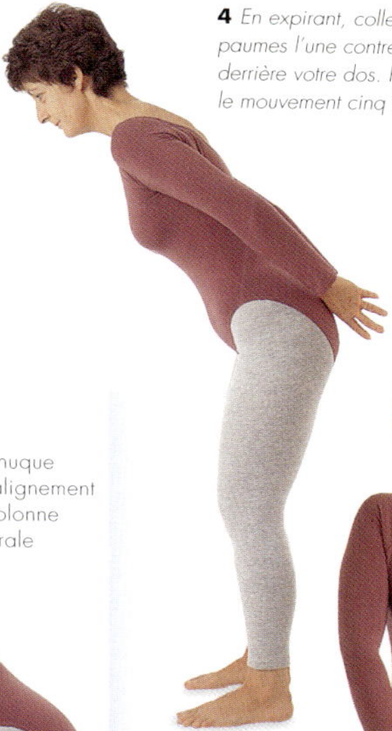

4 *En expirant, collez vos paumes l'une contre l'autre derrière votre dos. Répétez le mouvement cinq fois.*

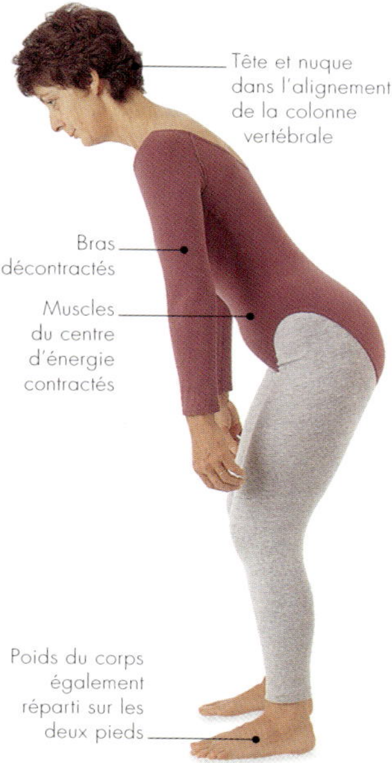

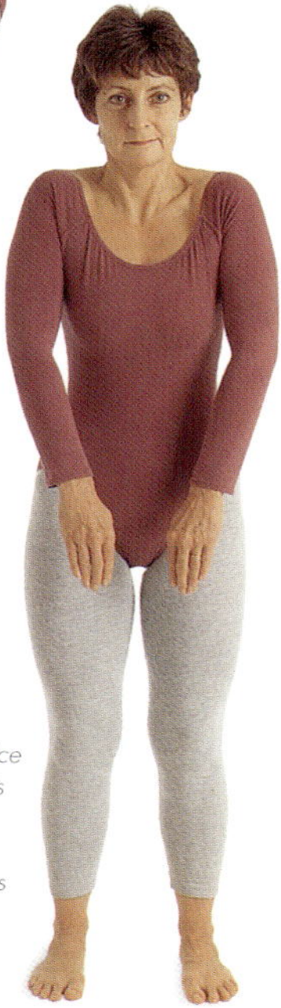

5 *Terminez l'exercice en faisant des petits mouvements d'épaules d'avant en arrière puis dans le sens contraire. Bougez les bras et les mains.*

La posture assise

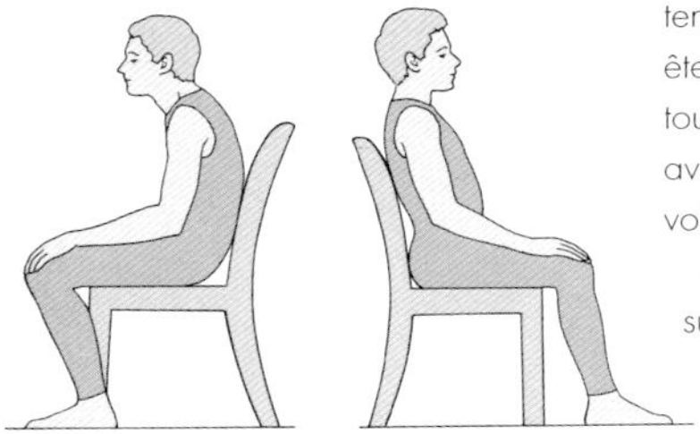

Mauvaise posture assise
Dans les deux cas – épaules voûtées ou dos cambré – la position est mauvaise pour la colonne vertébrale.

Nombreux sont ceux qui passent de longues heures assis à un bureau ou face à une console de travail. Il est donc primordial que la position assise soit correcte. En effet, dans cette position, la colonne vertébrale est soumise à de fortes tensions qui, cependant, peuvent être facilement éliminées.

Étirement en position assise

Les exercices d'étirement décrits pages 194-195 se pratiquent en position assise. Très efficaces, ils éliminent les tensions au niveau du dos lorsque vous êtes au travail. Faites-les régulièrement tout au long de la journée. Cependant, avant toute chose, vérifiez et corrigez votre posture assise, si nécessaire.

La tête doit être centrée afin de faire supporter son poids par la colonne vertébrale puis le bassin. Si votre dos dos est voûté ou si, *a contrario*, la cambrure lombaire est accentuée, des tensions se feront sentir de part et d'autre de la colonne vertébrale. À long terme, des douleurs dorsales et/ou dorso-lombaires apparaîtront. Si votre colonne vertébrale est en position neutre, si les muscles du torse sont suffisamment sollicités, vous aurez moins de risque de sentir des tensions ou de souffrir de compression discale.

Une posture assise équilibrée

Voici quelques points à prendre en considération en position assise :

- Choisissez une chaise avec un dossier droit et un siège ferme.
- Les pieds sont à plat sur le sol. Les

jambes forment un angle droit avec les cuisses.

- Les fesses sont près du bord de la chaise, les genoux sont à l'écartement des hanches. Les chevilles et les genoux sont parfaitement alignés.
- Le poids du corps repose sur les ischions et est également réparti sur les deux pieds (voir pages 136-137).
- Étirez votre colonne vertébrale tout en tirant vos omoplates vers le bas de votre dos.
- Contractez les muscles du centre d'énergie. Votre corps est équilibré et vous semble léger.

Dans la mesure du possible, passez en revue ces différents points chaque fois que vous êtes assis(e) plusieurs heures consécutives. Avachi(e) dans un fauteuil, vous avez sans doute l'impression de vous reposer. Il n'en est rien car en fait, vous traumatisez votre dos. Vérifiez que votre chaise de bureau est à la bonne hauteur. Réglez-la en fonction de votre taille. Votre dos doit être droit et les coudes à hauteur du bureau.

ÉTIREMENTS LATÉRAUX en position assise.

Les étirements latéraux présentés ci-après sollicitent les muscles les plus profonds de chaque côté du corps. Le buste est tonifié et plus mobile. Pour que ces exercices soient efficaces, les muscles du centre d'énergie doivent être fortement contractés afin de contrôler les mouvements – étirement et rotation du buste – mais aussi pour que la colonne vertébrale soit parfaitement soutenue et pour éviter toute compression discale. Il est primordial que le bassin reste stable du début à la fin de l'exercice. Le fait de travailler en position assise facilite l'immobilisation du bassin mais de ce fait, vous devez fortement solliciter les muscles du bas du ventre.

Étirement latéral

1 *Vous êtes assis(e) sur le bord d'une chaise dotée d'un siège ferme. Les genoux sont à l'écartement des hanches. Tirez vos omoplates vers le bas du dos, contractez les muscles du centre d'énergie et étirez la colonne vertébrale. Posez les mains derrière la tête.*

2 *En expirant, étirez le buste sur la droite. Les muscles du centre d'énergie contrôlent le mouvement. Inspirez et revenez à la position initiale. Étirez le buste sur la gauche. Répétez le mouvement six fois.*

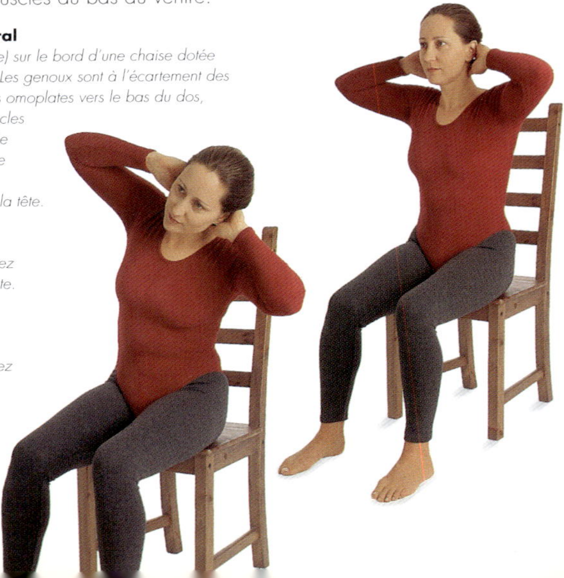

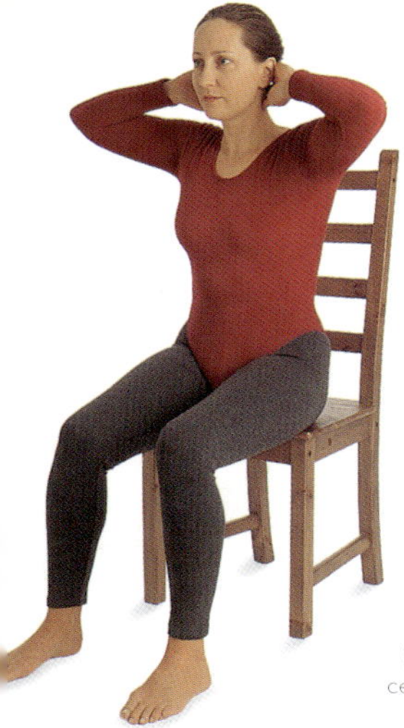

Rotation en position assise

1 *La position de départ est la même que celle pour l'étirement latéral.*

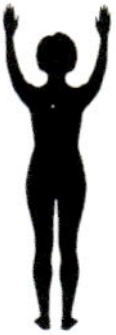

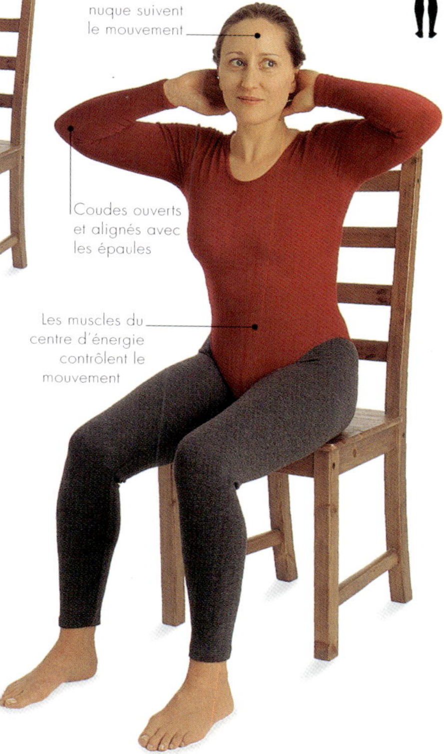

2 *En expirant, contractez les muscles du centre d'énergie et pivotez le corps vers la droite. Le bassin reste immobile. Inspirez et revenez à la position initiale. Pivotez le corps vers la gauche. Répétez le mouvement six fois.*

Tonifier les adducteurs et les quadriceps

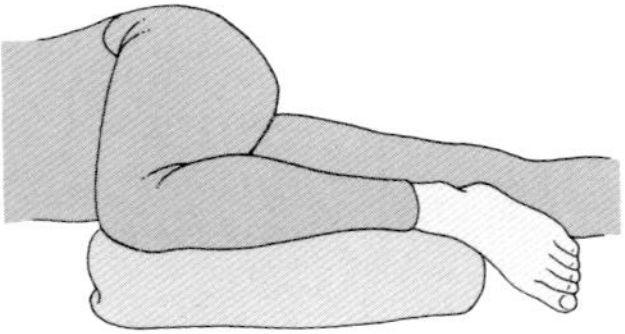

Utiliser un coussin comme support
Afin que le bassin reste stable lorsque vous levez la cuisse, glissez un coussin sous la jambe pliée.

Il y a peu d'activités qui, au quotidien, renforcent et tonifient les muscles à l'intérieur et à l'extérieur de la cuisse et autour de la hanche. Or ces muscles jouent un rôle crucial dans l'alignement des jambes et du bassin et permettent aux jambes de bouger librement. Pour que les exercices des pages 198 et 199 soient efficaces, la colonne vertébrale doit être parfaitement droite. Dans un premier temps, appuyez le dos et le sacrum contre un mur afin qu'ils soient alignés. Lorsque la position est correcte, contractez fortement les muscles du centre d'énergie afin de préserver cet alignement, ce qui est la difficulté majeure et ce qui explique que ces exercices soient inclus dans la deuxième partie de cet ouvrage. Assurez-vous, par ailleurs, que votre torse reste stable du début à la fin du mouvement.

De la taille à la cuisse

Si le premier exercice sollicite les muscles sur le bord externe de la cuisse entre la hanche et le genou, il renforce et tonifie également la taille, les fesses (les muscles glutéaux) et les muscles profonds qui contrôlent l'articulation de la hanche. Lorsque vous faites cet exercice, vous prenez peu à peu conscience des muscles qui travaillent. Toutefois, l'effort réalisé ne doit en aucune façon créer une tension. Gardez à l'esprit les points suivants :

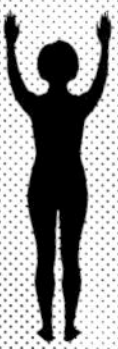

• Tout votre corps est étiré de la nuque jusqu'au talon de la jambe qui travaille.

• Visualisez le mouvement qui prend naissance dans la taille. Celle-ci est étirée et le bassin reste stable du début à la fin du mouvement.

Faire travailler ses adducteurs

Dans le deuxième exercice, ce sont adducteurs qui sont fortement sollicités. Toutefois, pensez à contracter les muscles du centre d'énergie tout au long du mouvement afin que l'effort reste localisé et ne porte pas sur une autre partie du corps. Rappelez-vous que, même si vous êtes en position allongée, vous devez être actif(ve). Les débutants ont souvent du mal à garder une position stable durant l'exercice et la hanche de la jambe qui travaille a tendance à basculer en avant. Qu'ils n'hésitent pas alors à glisser un coussin ou une serviette roulée sous la jambe qui fait le mouvement.

L´ABDUCTION DE LA JAMBE en couché latéral.

Avant de commencer les exercices ci-après, vérifiez l'alignement de votre corps. Dans un premier temps, allongez-vous le long d'un mur jusqu'à ce que vous trouviez la bonne position. Au fil du temps, vous sentirez chacune des parties de votre corps et il ne vous sera plus nécessaire de prendre appui contre un mur. Vous ne devez ressentir ni gêne ni douleur. Si besoin est, allongez-vous sur un tapis de gymnastique. Faites six séries de chaque exercice sur un côté puis retournez-vous et faites six séries de l'autre côté.

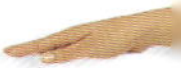

Position initiale

Allongez-vous sur le côté, la tête appuyée sur le bras tendu. Posez l'autre main sur le sol à hauteur de la poitrine afin que votre buste ne bascule pas vers l'avant.

Fléchissez les genoux afin que les cuisses et les jambes forment un angle droit. Les pieds sont l'un au-dessus de l'autre tout comme les genoux, les hanches et les épaules. Pour plus de confort, allongez-vous sur un tapis de gymnastique.

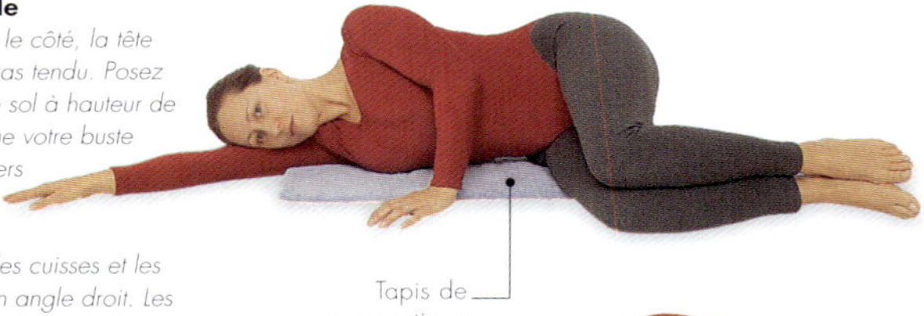

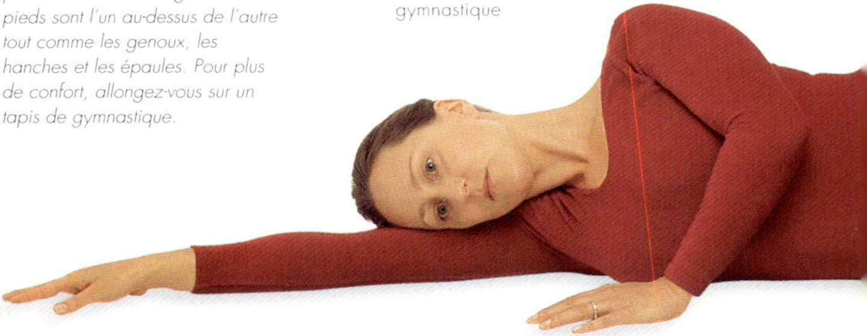

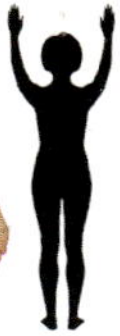

Tonifier les quadriceps

1 *Tendez la jambe du dessus. Le pied est à quelques centimètres du sol. Fléchissez le pied, la pointe vers le bas. Inspirez.*

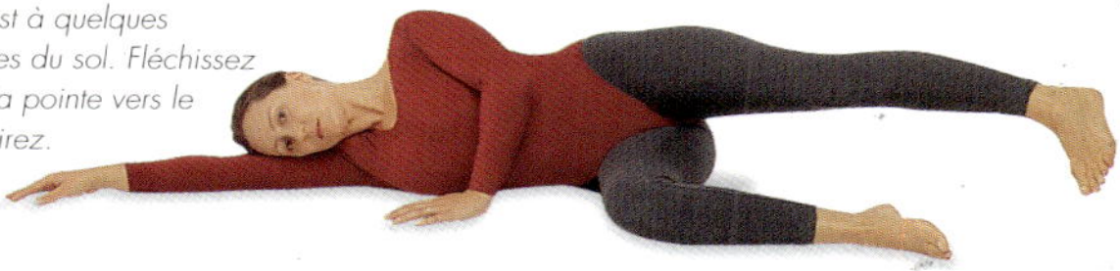

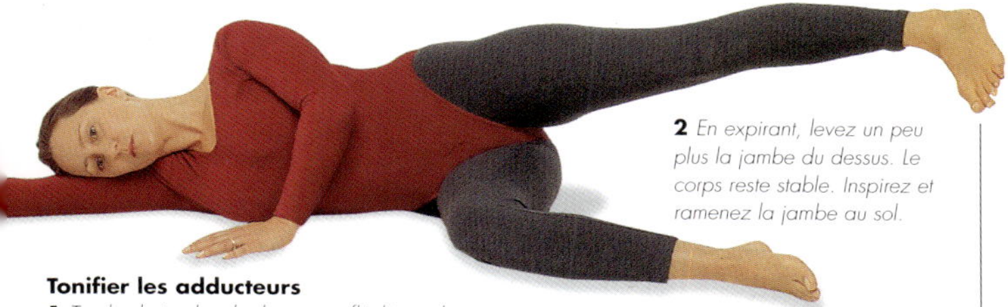

2 *En expirant, levez un peu plus la jambe du dessus. Le corps reste stable. Inspirez et ramenez la jambe au sol.*

Tonifier les adducteurs

1 *Tendez la jambe du dessous et fléchissez la jambe du dessus. La cuisse et la jambe forment un angle droit. Glissez un coussin moelleux sous le genou de la jambe pliée afin que la hanche ne bascule pas vers l'avant.*

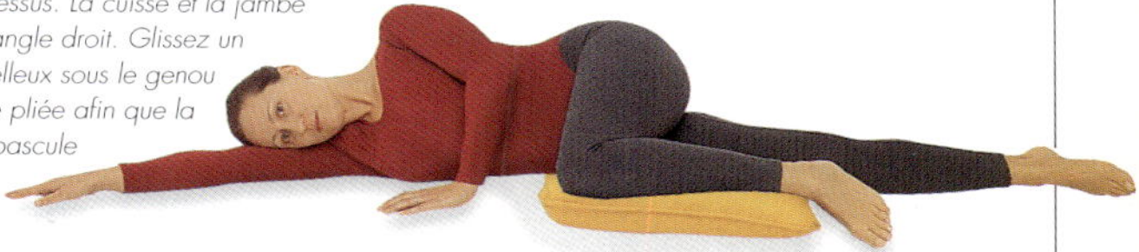

2 *Inspirez puis en expirant, contractez les muscles du centre d'énergie et levez la jambe du dessous de quelques centimètres. Inspirez puis en expirant, ramenez la jambe au sol. Le torse et le bassin restent stables.*

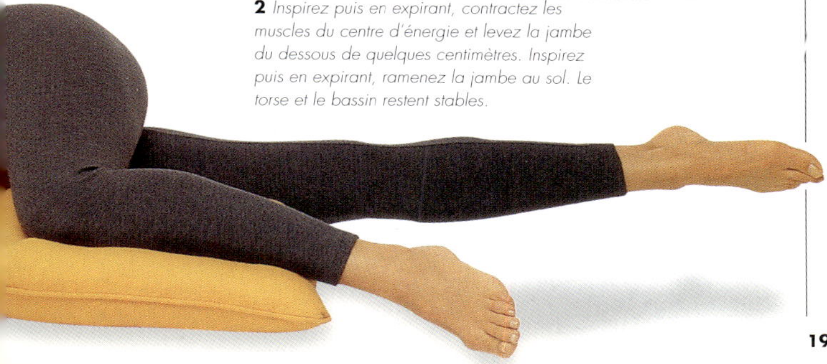

Éliminer les tensions dans la poitrine

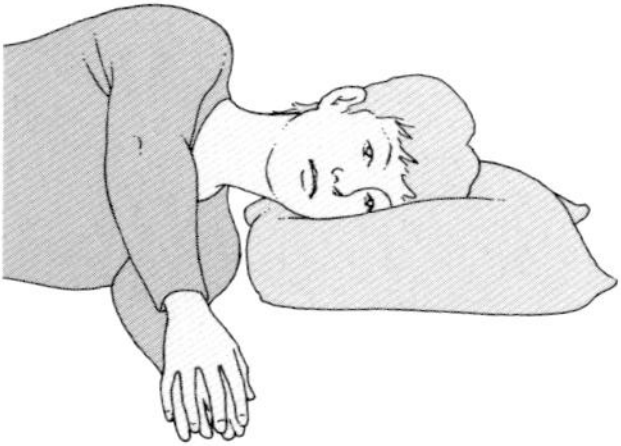

Tête et nuque sur un support
Lorsque vous ouvrez votre poitrine, il est important que la tête et la nuque restent dans l'alignement de la colonne vertébrale. Pour ce faire, glissez un coussin ferme sous votre tête.

Le danger nous fait nous replier instinctivement, creuser la poitrine et l'abdomen afin de protéger nos organes vitaux. Cette réaction peut être observée dans la vie de tous les jours, sous l'emprise du stress ou de l'inquiétude. Immédiatement des tensions se font sentir dans la poitrine. Il suffit d'observer les gens assis à leur bureau ou au volant de leur véhicule pour en avoir la preuve. La respiration est superficielle, les muscles des épaules et de la poitrine se rétractent, ce qui ne fait qu'amplifier la tension et augmenter la sensation de fatigue et l'irritabilité. Nous sommes rarement conscients de cette situation. Ce n'est que lorsque nous faisons des petits étirements, par exemple, pour ouvrir la poitrine que nous nous rendons compte à quel point le stress peut avoir des effets nocifs sur notre physique.

Relâcher la tension musculaire

L'exercice des pages 202 et 203 permet de relâcher les muscles qui ont été fortement sollicités au cours d'un exercice afin de préserver leur flexibilité et de vous apporter un regain d'énergie tout en vous apaisant. La décontraction est essentielle pour apprécier pleinement les bienfaits de l'exercice. Concentrez-vous et sentez votre poitrine qui « s'ouvre » littéralement.

Visualisez les muscles qui s'étirent doucement tout en respirant calmement et profondément et relâchez vos épaules.

À chacun son rythme

Une fois encore, ce qui prime c'est la manière dont vous abordez cet exercice et contrôlez le mouvement. Vérifiez que la position de départ est correcte et veillez à garder l'alignement du bassin et des genoux. Même si votre but est de toucher le sol avec le bras du dessus lorsque vous vous tournez sur le côté, faites preuve de patience et ne maltraitez pas votre corps s'il manque de souplesse. Travaillez progressivement. Peu à peu, l'étirement sera plus prononcé et votre poitrine s'ouvrira plus largement. Votre colonne vertébrale et vos épaules deviendront plus mobiles et, au bout du compte, votre épaule touchera le sol.

OUVERTURE DE LA POITRINE

Pour cet exercice, vérifiez soigneusement la position de départ. La tête, la nuque et la colonne vertébrale sont parfaitement alignées. Les genoux sont fléchis. Les cuisses et le torse forment un angle droit tout comme les cuisses et les jambes. Les bras sont tendus à l'horizontale et sont perpendiculaires au torse. Pendant tout le mouvement, veillez à ce que le bassin et les jambes restent stables. C'est uniquement le haut du corps qui travaille.

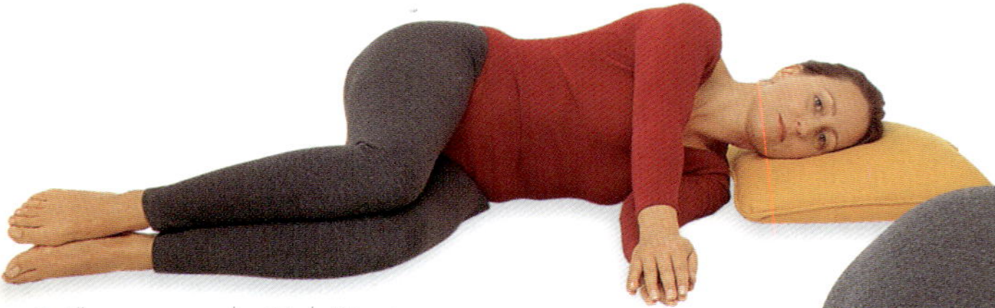

1 *Allongez-vous sur le côté, la tête en appui sur un coussin, les genoux fléchis afin que les cuisses et les jambes forment un angle droit. Les hanches sont l'une au-dessus de l'autre et parfaitement alignées. Les genoux et les pieds sont collés. Les bras sont tendus à l'horizontale à la hauteur des épaules. Les doigts sont croisés.*

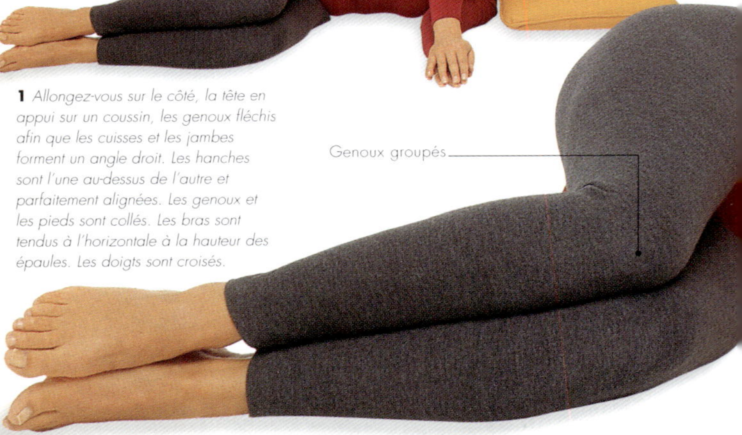

2 Inspirez et contractez les muscles du centre d'énergie pour stabiliser le bassin. Levez doucement le bras du dessus et dessinez un arc au-dessus de votre corps. La tête suit le mouvement. Vos yeux fixent votre main. Le bras est décontracté. Le coude reste souple.

3 Rapprochez le bras le plus possible du sol. Vous ne sentez ni gêne ni douleur. Si vos hanches ou vos genoux ne sont plus alignés, cela signifie que vous avez atteint vos limites. Expirez et revenez à la position de départ. Répétez le mouvement cinq fois.

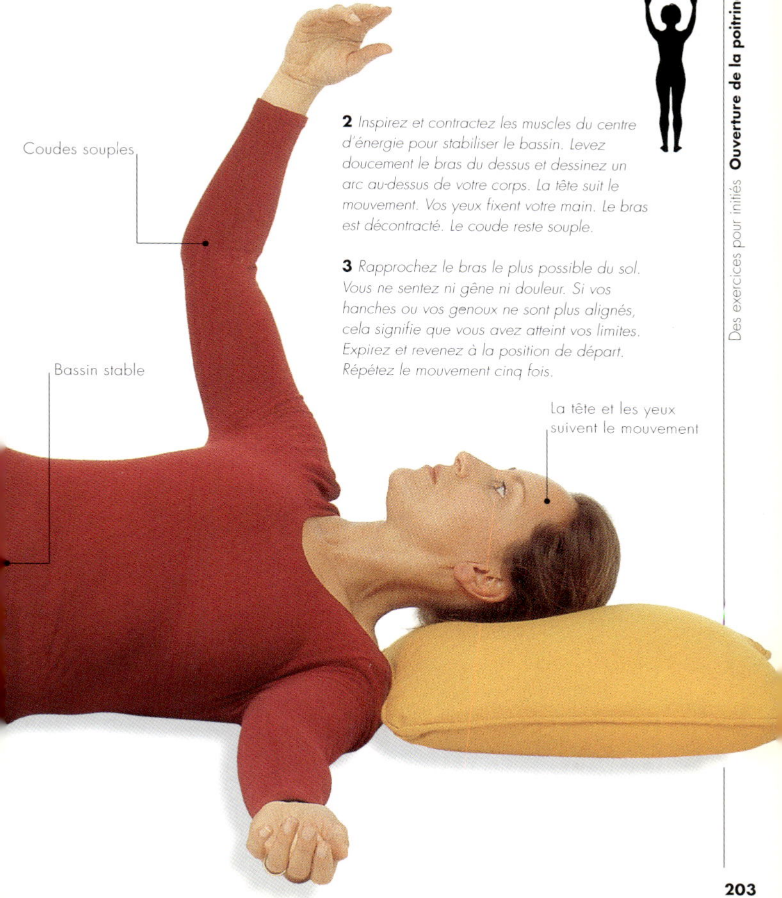

Terminer une séance

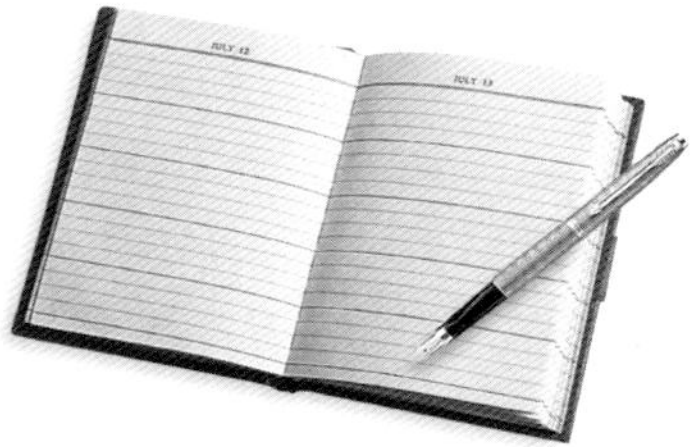

Prendre des notes
Mettez par écrit les difficultés que vous avez rencontrées et surmontées ainsi que les bienfaits que vous apporte chacune des séances.

À la fin de chaque séance, décontractez-vous en veillant toutefois à pas perdre le regain d'énergie résultant des différents exercices. Votre corps doit être en parfait équilibre et harmonie. Vous êtes conscient(e) des bienfaits des exercices sur les différentes parties de votre corps. Sachez que ce sont les effets de l'exercice réalisé en dernier que vous sentirez le plus longtemps et qui resteront gravés dans votre mémoire. Si vous avez terminé la séance par un exercice que vous avez du mal à maîtriser, vous emporterez avec vous un sentiment d'échec ou de frustration. Il est donc primordial que vous acheviez chaque séance sur un exercice qui vous procure du bien-être mais aussi de la satisfaction. C'est pourquoi, nous vous conseillons d'opter pour un exercice de relaxation bénéfique pour le corps et l'esprit.

L'étirement final

L'exercice des pages 206 et 207 est idéal pour finir une séance car il permet à toutes les parties de votre corps – de la tête aux pieds – de se relâcher, tout en restant toniques. Vous savez maintenant contrôler vos muscles afin que les étirements soient bénéfiques et doser l'effort pour ressentir un véritable bien-être physique et mental une fois le mouvement terminé. Variez les plaisirs. Terminez une séance par l'ouverture de la poitrine (voir page 202) et pour la séance suivante, optez pour la flexion avant à la page 130 qui, toutes deux, vous seront bénéfiques. Quel que soit l'exercice choisi, exécutez-le lentement en restant concentré(e).

Effectuez le mouvement plusieurs fois puis reposez-vous afin de vous préparer psychologiquement et physiquement à reprendre vos activités quotidiennes.

S'évaluer

Une fois la séance terminée, il est facile d'oublier ce que vous avez ressenti au moment où vous effectuiez chacun des exercices. Vous ont-ils semblé faciles ou difficiles ? Combien de fois avez-vous répété chaque mouvement ? Avez-vous ressenti une gêne ou une douleur ? Notez dans un carnet toutes vos remarques qui vous aideront à planifier les séances à venir. Vous cernerez les points qui vous posent problème et sur quels mouvements vous devez vous attarder. Si vous travaillez avec un professeur, tous vos commentaires lui seront de la plus grande utilité.

ÉTIREMENT COMPLET DU CORPS

Cet exercice vous permet de vous détendre à la fin d'une séance. Par ailleurs, si vous êtes stressé(e), si vous manquez d'énergie ou si vous êtes fatigué(e) physiquement ou moralement après une journée de travail, cet étirement vous sera particulièrement bénéfique. Rappelez-vous que plus vous serez dynamique, meilleur sera le résultat. Avant toute chose, vérifiez l'alignement de votre corps (voir pages 48-49). Après cet exercice, reposez-vous quelques instants puis levez-vous lentement. En effet, des mouvements trop brusques peuvent anéantir tous les bienfaits de l'exercice et vous risquez également de ressentir un vertige.

Allongez-vous sur le dos (voir pages 50-51). Tendez les bras au-dessus de votre tête. En expirant, étirez tout votre corps du bout des doigts jusqu'aux orteils. Vos épaules sont détendues et baissées. Faites cinq étirements consécutifs puis reposez-vous (voir encadré ci-contre).

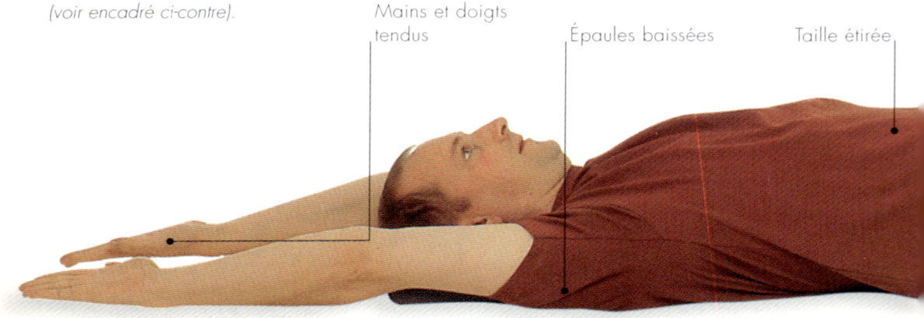

Relaxation

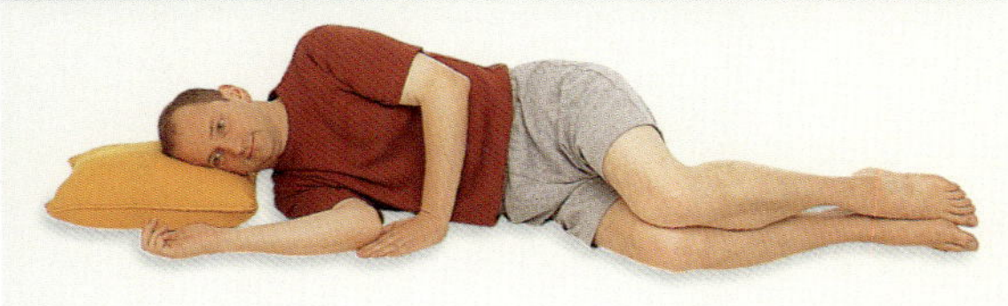

Après cet exercice, accordez-vous quelques minutes de repos. Allongez-vous confortablement sur le dos ou sur le côté. Si besoin est, glissez un coussin sous votre tête. Vous ne devez sentir ni gêne ni douleur. Concentrez-vous sur votre respiration. Vous avez l'impression que votre corps s'enfonce dans le sol.

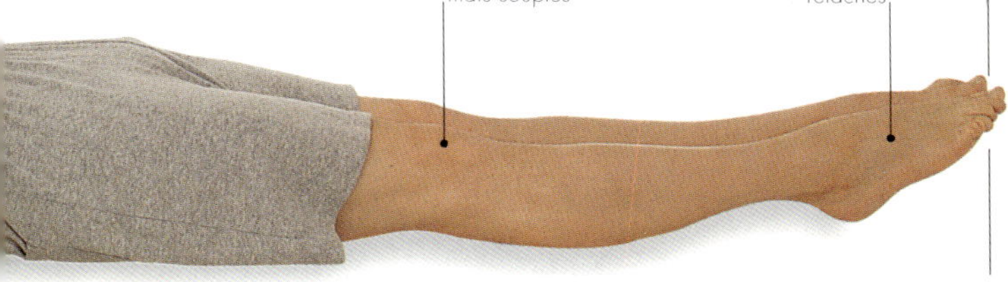

Utiliser des haltères

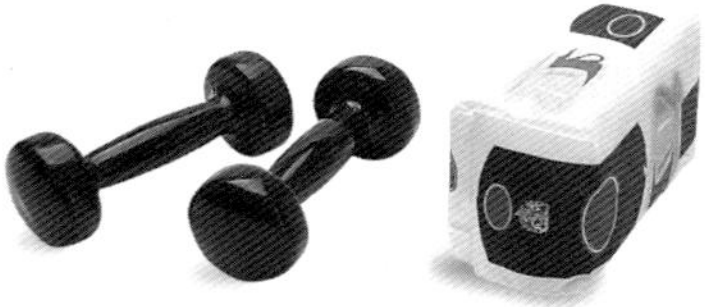

Choisir des haltères
Vous pouvez soit acheter des haltères dans un magasin d'articles de sport soit utiliser des paquets de sucre ou autre aliment.

Travailler avec des haltères – tenus dans les mains ou lests fixés sur les poignets ou les chevilles – augmente l'intensité de l'effort. Les muscles sont plus fortement sollicités et, par conséquent, ils se développent plus que si vous faisiez le même exercice sans utiliser d'haltères. Il y a également une relation entre le fait de lever des poids lourds et le développement de la masse musculaire. Sachez que même si vous n'utilisez pas d'haltères, les exercices de la méthode Pilates seront efficaces et bénéfiques. Si vous optez pour des haltères ou des lests, veillez à ce qu'ils ne soient pas trop lourds.

Muscles robustes, os robustes

Au cours des dernières décennies, des études portant sur l'ostéoporose ont mis en évidence une corrélation entre la perte de la masse osseuse et le fait que l'on porte beaucoup ou peu de charge à l'âge adulte. Il est apparu que ceux qui font régulièrement des exercices physiques ont moins de risque de souffrir d'ostéoporose que ceux qui n'en font pas. Cette découverte est très importante notamment pour les femmes dont la masse osseuse diminue considérablement après la ménopause. Si tous les exercices de la méthode Pilates visent à la protection de la masse osseuse, travailler avec des haltères ne peut qu'être bénéfique.

Quand utiliser des haltères ?

Surtout ne vous croyez pas obligé(e) de travailler avec des haltères. La force exercée par le poids de votre corps et une pratique régulière sont amplement suffisantes. Toutefois, si vous souhaitez prendre des haltères, tenez compte des recommandations suivantes. Tout d'abord, si vous ne maîtrisez pas les exercices de base et si vous n'êtes pas suffisamment robuste, remettez ce projet à plus tard, soit jusqu'à ce que vous soyez capable de faire plusieurs séries consécutives en contrôlant parfaitement vos muscles avec un bassin stable en position neutre, les omoplates tirées vers le bas du dos et les muscles du centre d'énergie contractés. Si vous travaillez avec un professeur, demandez-lui conseil et attendez son feu vert.

Quels haltères utiliser ?

Commencez avec les plus légers possible. Si vous optez pour des haltères se tenant dans les mains, vous pouvez prendre des boîtes de conserve ou des paquets de sucre pesant entre 250 et 500 g. Si, dans un premier temps, les exercices vous semblent difficiles, au fil du temps, vous parviendrez à les maîtriser et vous pourrez envisager de prendre des haltères plus lourds qui, toutefois, ne devront pas dépasser 1 kg. Tous les magasins de sport proposent des haltères traditionnels ou des lests.

LES HALTÈRES : pour un travail efficace.

Effectuer les exercices, y compris ceux sollicitant les bras, avec un haltère dans chaque main augmente l'intensité de l'effort. Selon le mouvement, vous tonifierez et renforcerez les muscles des bras, des épaules, de la poitrine ou du dos. Pour solliciter plus fortement les muscles des jambes, de la hanche, des fesses et certains abdominaux, mettez des lests à vos chevilles.

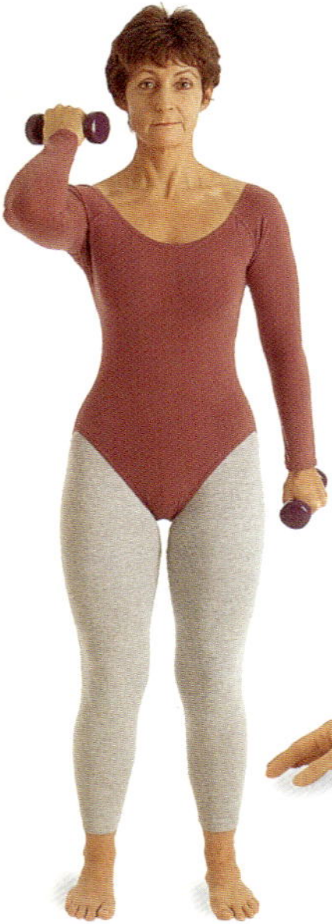

FAIRE TRAVAILLER LES BRAS

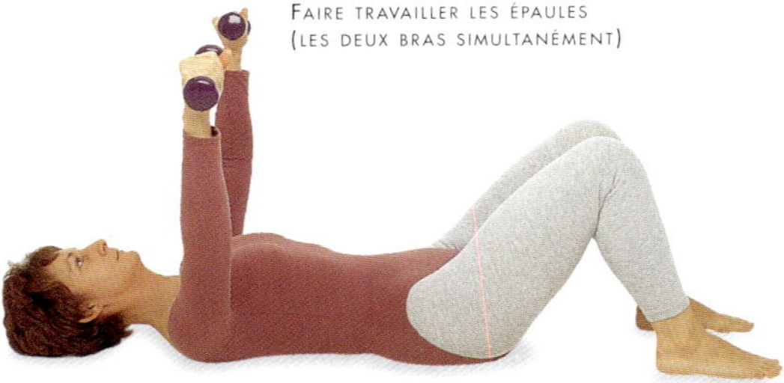

FAIRE TRAVAILLER LES ÉPAULES (LES DEUX BRAS SIMULTANÉMENT)

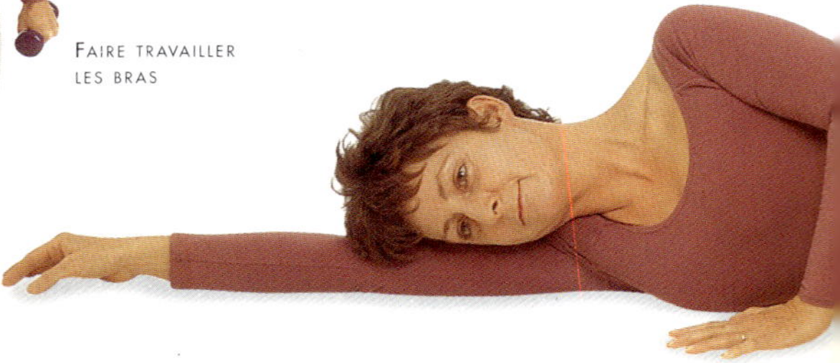

FAIRE TRAVAILLER LES ÉPAULES
(UN BRAS APRÈS L'AUTRE)

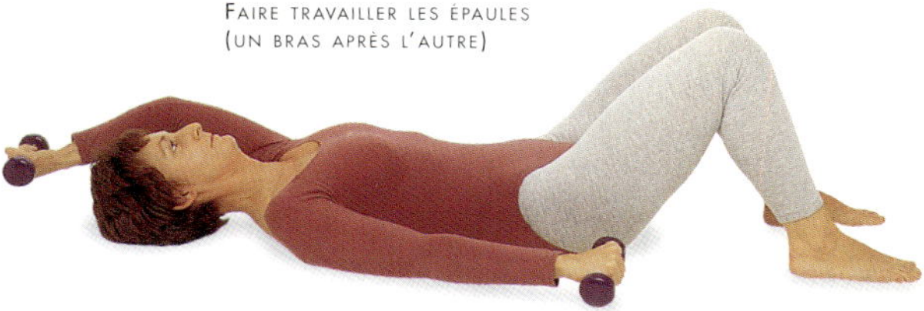

FAIRE TRAVAILLER
LES QUADRICEPS

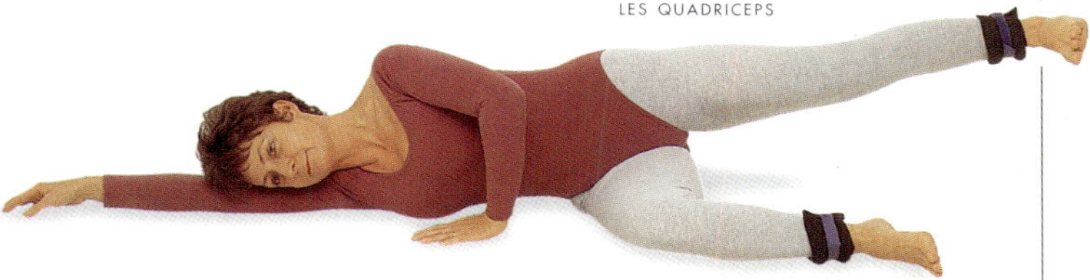

FAIRE TRAVAILLER
L'INTÉRIEUR DE LA JAMBE

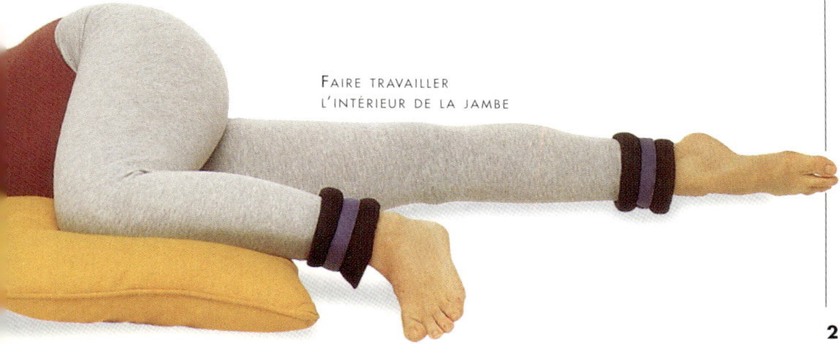

L'intégration : un maître mot

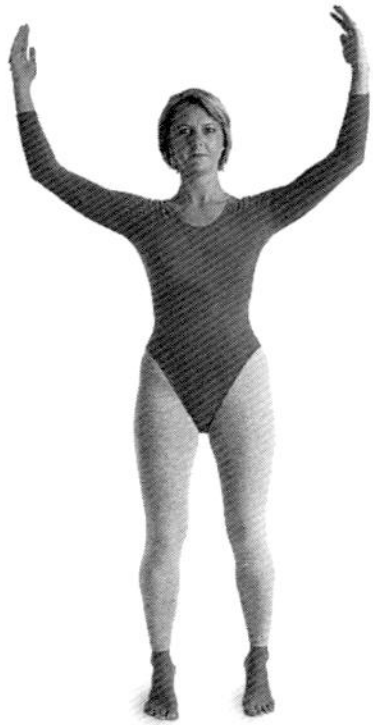

Le corps dans son ensemble
Peu à peu, vous réalisez que les parties de votre corps forment un tout indissociable.

Ce livre s'adresse principalement aux personnes qui n'ont jamais pratiqué la méthode Pilates. Même si vous l'avez lu consciencieusement, si vous pensez avoir tout compris, si vous avez essayé de réaliser tous les exercices, vous n'en restez pas moins un(e) novice. En effet, se débarrasser de ses mauvaises habitudes et apprendre à contrôler les mouvements de son corps est un travail de longue haleine. Comme dans tous les apprentissages, vous devrez faire preuve de patience et de persévérance. Peu à peu, vous apprécierez les bienfaits des exercices et vous connaîtrez les possibilités et les limites de votre corps.

Que signifie le mot « intégration » ?

Lorsque l'on parle de la méthode Pilates, ce mot fait généralement référence au développement de tous les muscles du corps. En effet, il ne faut jamais renforcer un groupe musculaire au détriment de muscles moins robustes et seule une pratique régulière durant plusieurs années vous permettra d'atteindre ce but. Vous devrez faire preuve de motivation et de détermination afin que chacune des séances soit organisée autour d'exercices difficiles et sollicitant fortement votre corps et de mouvements demandant moins d'effort et plus relaxants.

Enchaîner les exercices

La notion d'intégration peut également s'appliquer à la manière dont vous effectuez les exercices. Dans un premier temps, vous concentrez toute votre attention sur un exercice précis afin de le réaliser au mieux et c'est ainsi que vous devez agir.

Cependant, lorsque vous maîtriserez un certain nombre de mouvements, vous pourrez envisager des les enchaîner les uns après les autres comme s'il s'agissait en fait d'un exercice unique ou des différents pas d'une danse. Pour ce faire, vous devrez appliquer deux principes fondamentaux de la méthode Pilates, à savoir la fluidité et la coordination des mouvements, tout en faisant preuve de créativité afin qu'ils s'enchaînent harmonieusement.
En procédant ainsi, les exercices ne seront plus la corvée qu'imaginent nombre de personnes. Vous trouverez là un moyen de vous exprimer et de modeler votre silhouette. Peu à peu, vous ressentirez le besoin de faire chaque jour des exercices.
L'enchaînement présenté pages 214-215 est un exemple parmi tant d'autres.

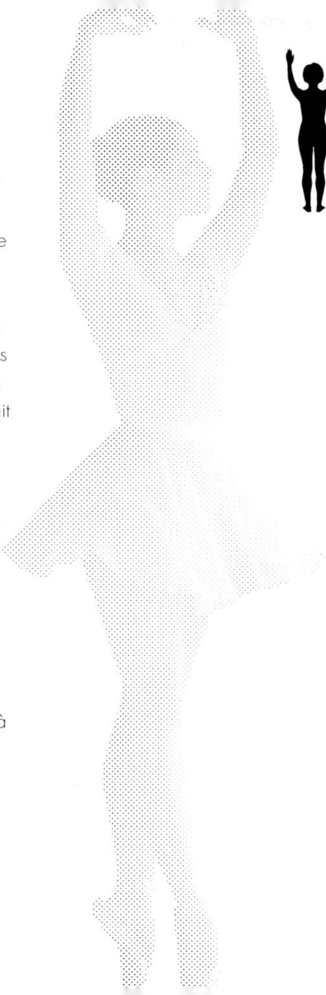

UNE VÉRITABLE DANSE

Voici un exemple d'enchaînement de différents mouvements. Faites preuve d'imagination afin de combiner plusieurs exercices et de créer une véritable danse. Veillez à ce que les transitions soient particulièrement douces et évitez les mouvements brusques. Gardez toujours à l'esprit que c'est du contrôle et de la précision du mouvement que dépend le succès d'une séance.

1

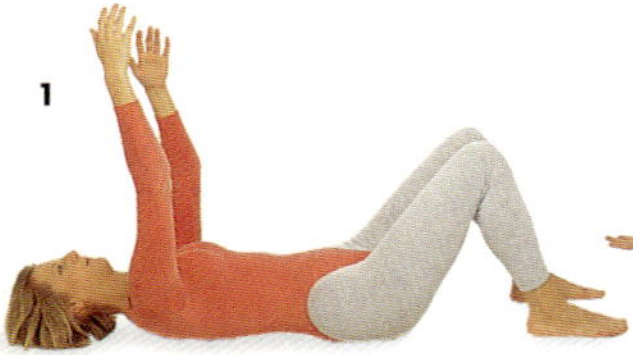

2

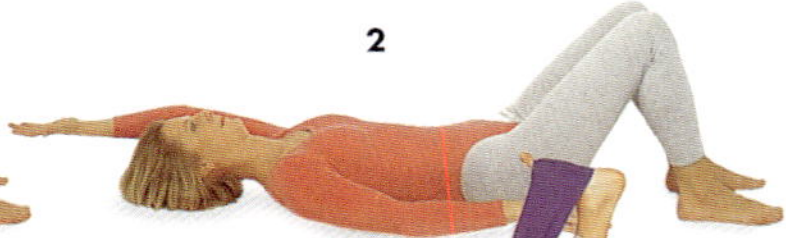

3

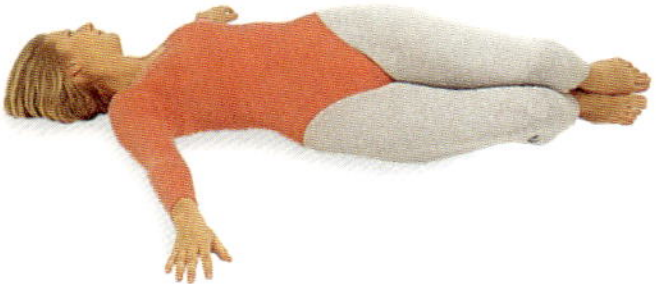

4

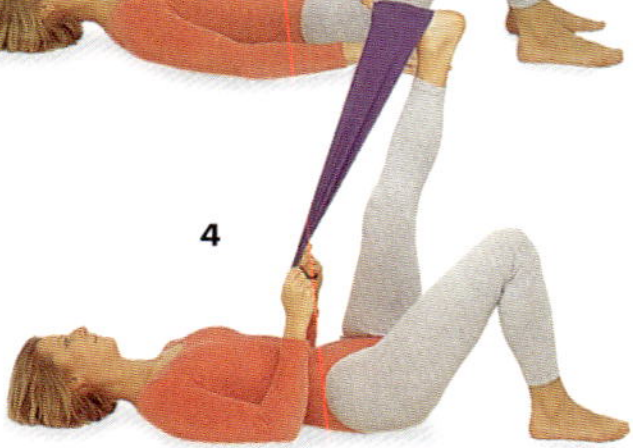

5

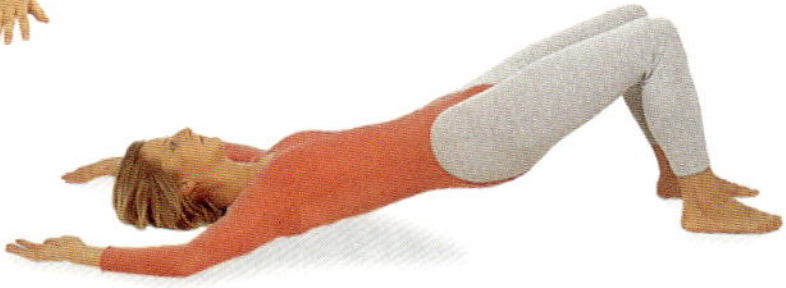

6

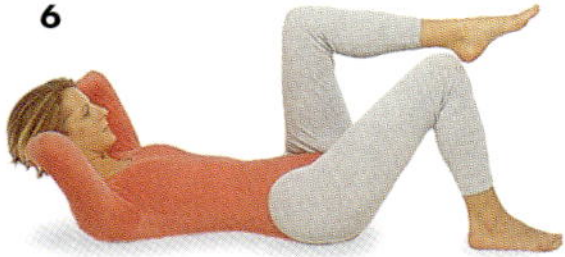

7

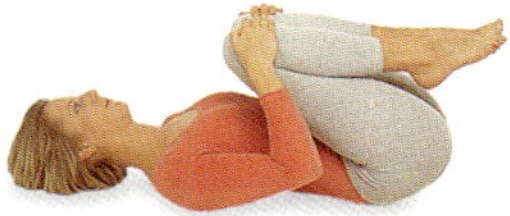

8

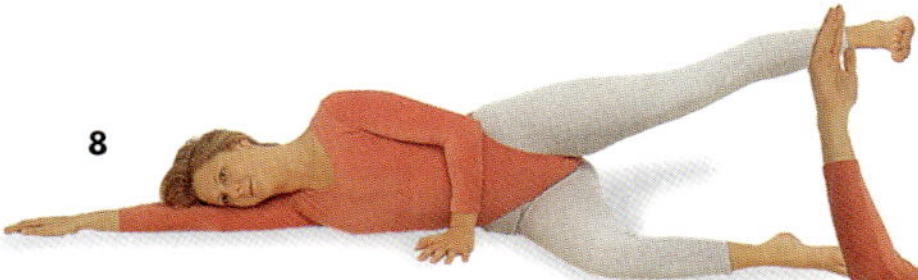

12

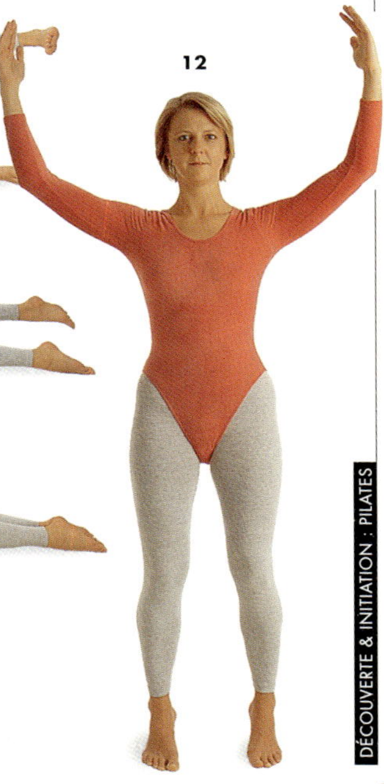

9

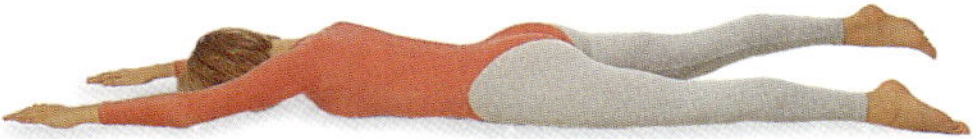

10

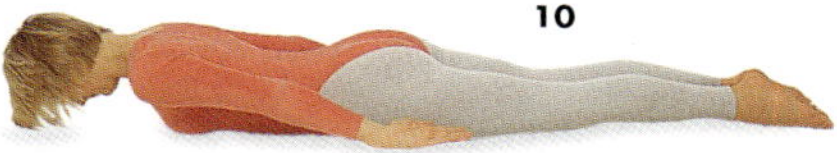

11

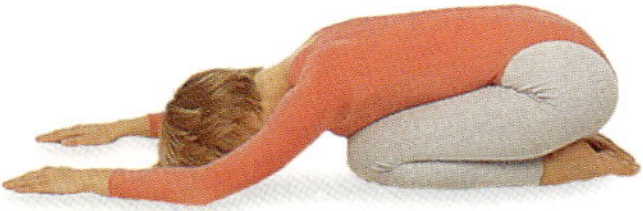

Glossaire

Abdominaux Muscles qui entourent et soutiennent la partie du corps comprise entre la cage thoracique et le pubis. Ces muscles du centre d'énergie contrôlent les mouvements du torse.

Bassin Ceinture osseuse qui protège les les organes situés au bas de l'abdomen. Relié à la base de la colonne vertébrale, il sert de point d'ancrage aux articulations des hanches.

Centre d'énergie Terme générique utilisé pour les muscles localisés au milieu du corps.

Contraction Un muscle est contracté lorsqu'il est actif, soit lorsqu'un mouvement est effectué. Pour chaque exercice, vous apprendrez à solliciter les muscles adéquats en éliminant les tensions et en favorisant la mobilité des articulations.

Contrôlogie Nom donné par Joseph Pilates à sa méthode basée sur des exercices visant au bien-être physique et mental.

Courbure lombaire Courbure naturelle concave de la colonne vertébrale au niveau de la taille.

Dos (sur le) Certains exercices se pratiquent allongé(e) sur le dos.

Écartement des hanches Distance entre les deux articulations des hanches. Dans la plupart des exercices, les pieds sont à l'écartement des hanches afin que les hanches, les genoux et les chevilles soient parallèles et parfaitement alignés.

Grand dorsal Muscle allant de l'omoplate jusqu'en haut du bassin. Ce muscle stabilise l'omoplate afin que la posture soit correcte.

Grands droits Muscles verticaux sur le devant de l'abdomen. Lorsque ces muscles du centre d'énergie se contractent, le buste peut se pencher en avant.

Ischio-jambiers Muscles à l'arrière de la cuisse qui permettent de plier le genou.

Mobilisation Mettre ou remettre en mouvement une articulation. La méthode Pilates vise à la mobilisation de certaines articulations, notamment les hanches, les épaules et les articulations entre les vertèbres afin de favoriser la liberté des mouvements.

Muscles du centre d'énergie Terme regroupant les muscles localisés au milieu du corps : abdominaux, muscles du périnée, grand dorsal et muscles fessiers.

Muscles glutéaux, grand fessier Muscles des fesses reliés au sacrum et à la partie supérieure du fémur.

Nombril-colonne vertébrale Image utilisée pour décrire la contraction des abdominaux au moment de l'expiration. Le ventre se creuse. Les muscles les plus profonds de l'abdomen qui assurent le maintien de la colonne vertébrale sont sollicités et travaillent en symbiose avec les autres muscles du centre d'énergie. Le résultat est un torse tonique et robuste, une posture correcte et une silhouette élégante.

Obliques Muscles du centre d'énergie qui partent en diagonale de chaque côté du corps pour se rejoindre sur le devant de l'abdomen. Sans ces muscles, le torse ne pourrait pas effectuer de rotations.

Plancher pelvien Nom générique des muscles qui relient le pubis au sacrum et maintiennent en place les organes pelviens. Ils permettent une bonne posture et un alignement correct du corps.

Position neutre du bassin et de la colonne vertébrale Le bassin est équilibré et les courbures naturelles de la colonne vertébrale ne sont ni accentuées ni atténuées. Dans la plupart des exercices préconisés par la méthode Pilates, le bassin et la colonne vertébrale doivent garder cette position neutre.

Prise de conscience du corps Référence à la façon dont réagit notre corps en fonction des exercices physiques effectués. Pour chaque exercice, il faut vérifier la posture et l'alignement du corps et solliciter les muscles adéquats.

Quadriceps Grands muscles sur la face antérieure de la cuisse qui, en se contractant, permettent à la cuisse de se lever et d'étirer l'articulation du genou.

Respiration thoracique Technique respiratoire prônée par Pilates. La cage thoracique se soulève et gonfle lorsque l'air pénètre dans les poumons (alors que généralement, c'est le ventre qui se gonfle). La cage thoracique redescend au moment de l'expiration alors que tous les muscles du centre d'énergie sont sollicités pour que tout l'air vicié soit expulsé. La respiration thoracique est privilégiée dans la quasi-totalité des exercices de la méthode Pilates.

Sacrum Gros os plat localisé à proximité de la base de la colonne vertébrale et relié à l'arrière du bassin.

Transverses Muscles qui forment une sorte de ceinture du milieu de l'abdomen jusqu'à la colonne vertébrale. Ces muscles assurent le maintien de certains organes vitaux.

Trapèze Muscle en forme de losange qui s'étend du cou jusqu'au bord externe de l'épaule et redescend jusqu'à l'omoplate. En cas de stress ou d'anxiété, ce muscle se contracte, ce qui crée une tension. Les épaules ont alors tendance à se voûter et des maux divers peuvent apparaître : douleurs dorsales ou céphalées.

Ventre (sur le) Nombreux sont les exercices qui se pratiquent en position allongée sur le ventre.

DANS LA MÊME COLLECTION :

€ 4.99 SEULEMENT

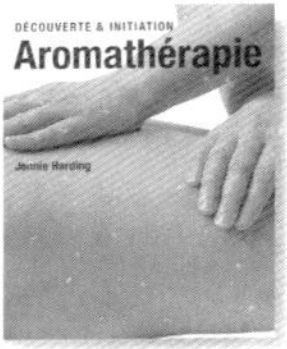

Aromathérapie
Jennie Harding

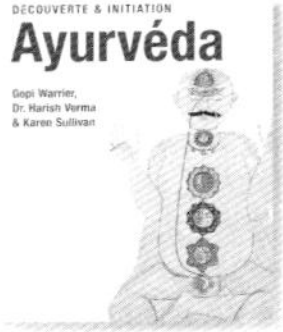

Ayurvéda
Gopi Warrier, Dr. Harish Verma & Karen Sullivan

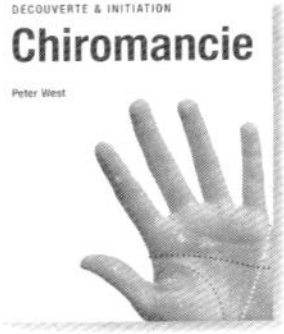

Chiromancie
Peter West

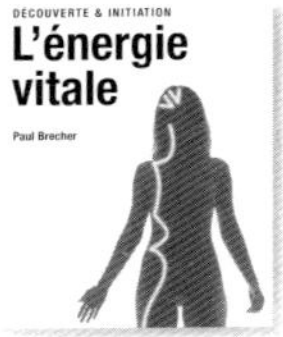

L'énergie vitale
Paul Brecher

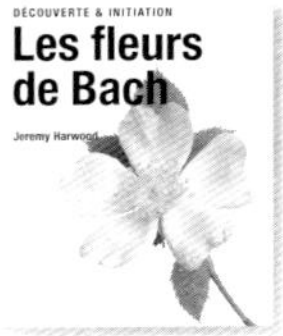

Les fleurs de Bach
Jeremy Harwood

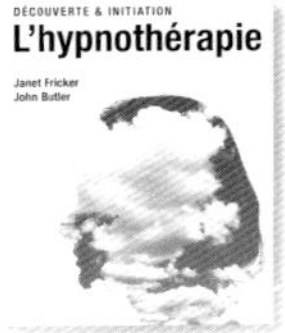

L'hypnothérapie
Janet Fricker & John Butler

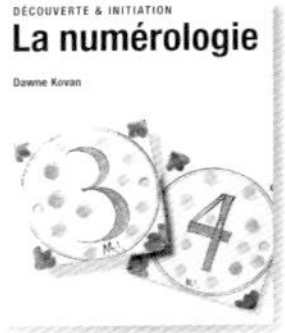

La numérologie
Dawne Kovan

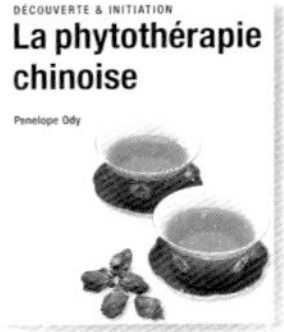

La phytothérapie chinoise
Penelope Ody

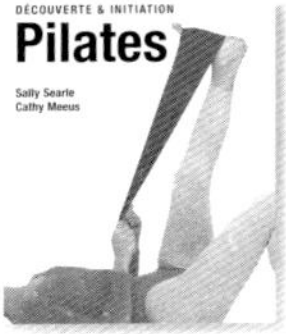

Pilates
Sally Searle & Cathy Meeus

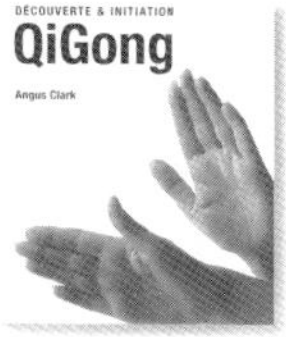

QiGong
Angus Clark

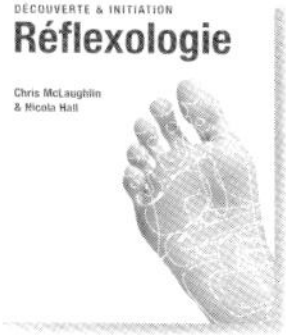

Réflexologie
Chris McLaughlin & Nicola Hall

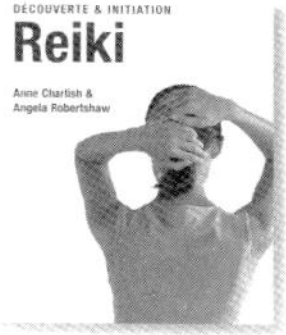

Reiki
Anne Charlish & Angela Robertshaw

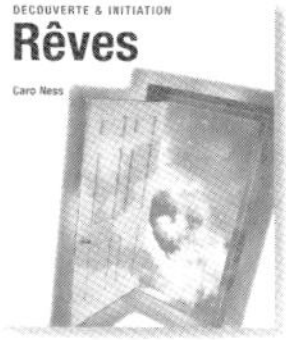

Rêves
Caro Ness

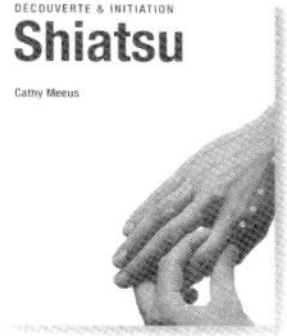

Shiatsu
Cathy Meeus

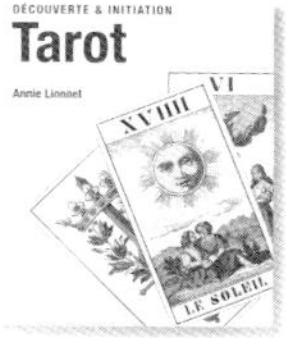

Tarot
Annie Lionnet

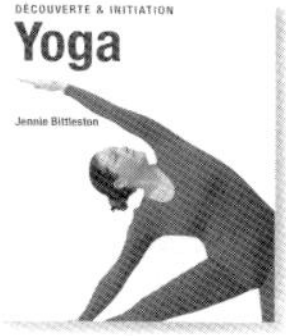

Yoga
Jennie Bittleston

INDEX

a

abdomen 21, 24, 26-27
  muscles 64, 84, 100-101, 166-167
  obliques 172
  périnée 52, 54
  respiration 60
  renforcement 164-167
  tonifier 100-103
  ventre plat 61
accessoires 44-45
accouchement 36, 52
adducteurs 22, 80-83, 112-115, 196-199
alcool 36
Alexander, méthode 32, 145, 188
alignement 38, 40, 48-51, 128
  bassin 21
  cou, nuque 72
anatomie 20-23
aptitudes 9
apparence physique 14-15

b

bassin 21, 38, 41
  élévation 84-85, 148-151
  équilibre 137-138
  évaluer (s') 140
  isolation 92-95
  mobilité 96-99
  position neutre 49-51
  stabilisation 58, 152-155
  voir aussi hanches, jambes
biceps 22, 23
bien-être 8, 141
bienfaits 28-31
blessure 31, 32, 36, 37
bras 184-187

c

cage thoracique 21
centrage 17, 19
centre d'énergie 24-27, 52, 61, 81, 92, 112, 140
chevilles 41
  assouplissement 134-135, 138
clavicule 20
colonne vertébrale, rachis 20, 21, 39, 58
  alignement 72
  allonger 120-123
  élévation 84-87, 148-151
  étirement 58, 64, 80, 104, 108, 120
  évaluer (s') 128-131
  flexion avant 59
  Hundred 168
  Javelot 180
  rotation 88-91
concentration 16, 18, 115
confiance en soi 56,57
contrôle 16, 18
  danse 214
  respiration 169
contrôlogie 12, 56
coordination 16-17, 19
corps
  alignement 40-43, 48-49
  contrôle 137
  et esprit 8, 32-33, 56
  étirement complet 204-207
  garder une bonne posture 38-39
  principales structures 20-23
  prise de conscience 16, 57, 104-105, 140, 181, 196-197
  tonifier 14
cou, nuque 39, 40, 72-75
courbure lombaire 20, 49, 146
cours 9
cuisses 80-83, 112-119, 197

d

danse 12, 214-215
déccuverte de soi 9, 68-69
deltoïdes 22
dépression 8
disques intervertébraux 20, 73
dos 128-131, 146
  bas du 8i4-87
  courbures 20, 39, 40
  douleur 28, 72

extension 106-107
douleur 28, 141
drogues 36

e
écoute (rester à l') 97
élastique 45, 98-99
environnement 44-45
épaules 20-21, 39, 40, 185
cou, nuque 72
décontracter 76-79
mobilité de l'articulation 185
posture 39, 40, 42, 43
renforcer les obliques 172-175
équilibre 136-139, 188-191
étirement 33, 58, 64, 93, 164
complet du corps 204-207
des ischio-jambiers 98-99, 158-159
des jambes 110-111
des pieds 138-139
des quadriceps 118-119
diagonal 176-179
final 204-207
Javelot 180-183
latéral 192-195
repos 122-123
renforcement des adducteurs 114-115
évaluer (s') 140-141, 205
exercices respiratoires 144-147
exercices de base 70-141
planifier ses séances 66-69
exercices plus complexes 142-215

f
Feldenkrais, méthode 32
fémur 21
fessiers 23, 108, 112
fièvre 37
Flèche voir Javelot
flexion avant 29, 128-131, 190-191
à genoux sur le sol 64, 65
fluidité 17, 18

g
genoux 38-39, 41
flexion 94-95, 152-155
ischio-jambiers 96-99
levés 162-163
gestes répétitifs 28
glutéaux 196
grand droit 22
grand dorsal 23
gravité, centre de 188
grossesse 36

h
habitudes 25, 42-43, 112
haltères 208-211
hanches 92-93, 108-109
articulation 21
rotation 90-91, 153-155, 160-163
stabilité du bassin 152-153
humérus 20
Hundred 168-171
hygiène de vie 33

i
intégration 212-213
ischio-jambiers 23, 67, 96-99, 156-159, 216
isolation 80

j
jambes 41, 92-95, 108-111, 161-163, 196-199
Javelot 180-183
jeunes mères 31
jumeaux 23

l
ligaments 20, 52

m
masse musculaire 208
maux de tête 72
médecins 32, 36

médicaments 37
méditation 57-59
mur (en appui contre) 129
muscles 16-17, 22-23
  abdominaux 100-101, 166-167
  bras 184
  centre d'énergie 24, 140
  contrôle 16
  cou 72
  et Hundred 168
  et intégration 212
  et respiration 60
  évaluer (s') 140
  pelviens 52-55, 80, 112
  poitrine 200-201
  position assise 156-157

n
nombril 59

o
obliques 22, 172-175
omoplates 21
opposition épaule-genou 172-175

p
pectoraux 22
perte de poids 29
périnée 24, 52, 54-55, 60
philosophes grecs 16
pieds 38, 41, 43, 124, 126, 132-139
Pilates, Joseph 12
  écoles 12-13
  exercices 8
  contrôlogie 12, 56
  œuvre 12-13
  principes 16-19
plancher pelvien voir périnée
planifier ses séances 66-69
poitrine 200-203
position allongée sur le dos 48-49, 58, 61, 73, 78
position allongée sur le ventre 104-105
position assise 26, 156-157, 192-193
jambes tendues 158-159
  étirements latéraux 194-195
position de repos 122-123
position debout 27, 38
  bras 186-187
  défauts 42-43
  dynamique 124-127
  Spring 188-191
position neutre du bassin 49-51, 53
  dos 84-85
  évaluer (s') 140
  hanches 160
  relaxation 65
posture 38-43, 48
  bras 185
  correcte 124- 127
  défauts 42-43
  habitudes 20
  relaxation 65
  visualisation 58
précautions 32, 36
précision 8, 16-17, 19, 214
préparation 6, 34-45
principales structures du corps humain 20-23
principes 16-19
problèmes articulaires 28-29
professeurs 9, 36, 37, 48, 62, 102
progrès 9, 69

q
quadriceps 22, 116-119, 196-199
quadrupédie 26, 146-147

r
régime 29
relaxation 64-65, 113, 120-121, 207
répartition du poids du corps 136-139, 149
respiration 17, 19, 60-61, 144-147
  bassin 152-155
  contrôle 61, 169
  et épaules 76
  évaluer (s') 140
  prise de conscience 105
  thoracique 60, 62-63, 121

s
sacrum 21
santé 8
sommeil 65
souplesse 17, 18
sports 12, 28, 173
Spring 188-191
squelette 21
sternum 21
stress 8, 76

t
tête 40, 43, *74-75*
transférer le poids du corps 126
trapèze 23
triceps 23

u
urinaire, système 13

v
vertèbres 20, 72, 120, 129
vêtements 44-45
visualisation 56-59, 65, 85, 180

y
yoga 33

REMERCIEMENTS

Tous les efforts nécessaires ont été faits pour identifier
les ayants droit des crédits photographiques et obtenir leur permission.
L'éditeur s'excuse pour toute omission et s'engage à corriger
ses erreurs dans les prochaines éditions.

CRÉDITS PHOTOGRAPHIQUES

The Image Bank, Londres : 12. **Images Colour Library,** Londres : 30T, 173, 197. **The Stock Market,** Londres : 213. **Stone/Getty One**: 31T, 89, 161.

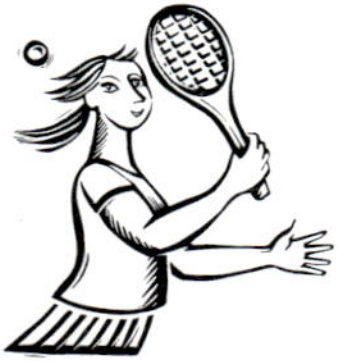